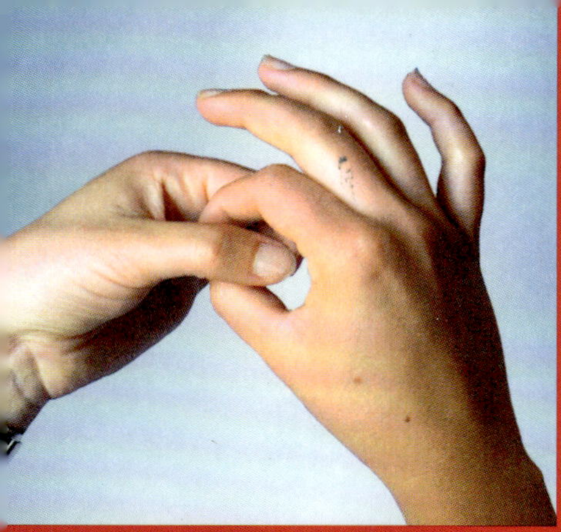

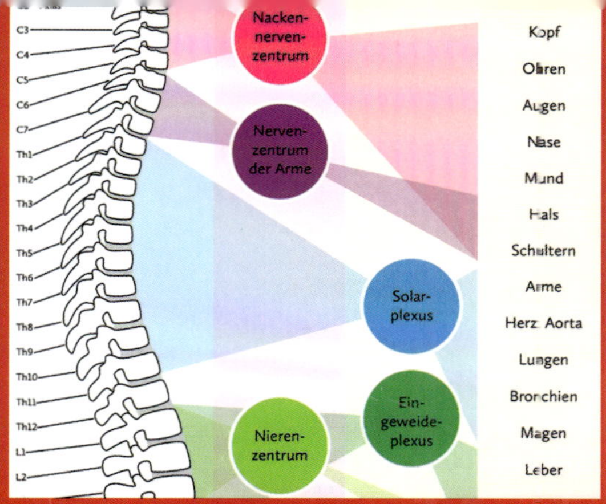

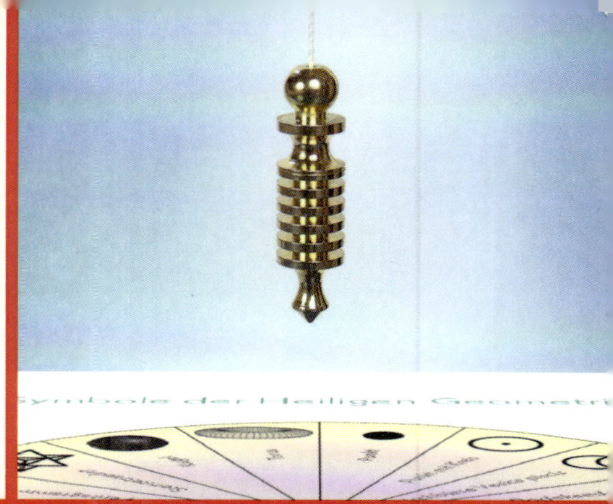

Christina Baumann & Roswitha Stark

Praxisbuch Neue Homöopathie

20 neue Testlisten für den Einsatz in der Pendel-, Tensor- oder Kinesiologie-Praxis

Band 2

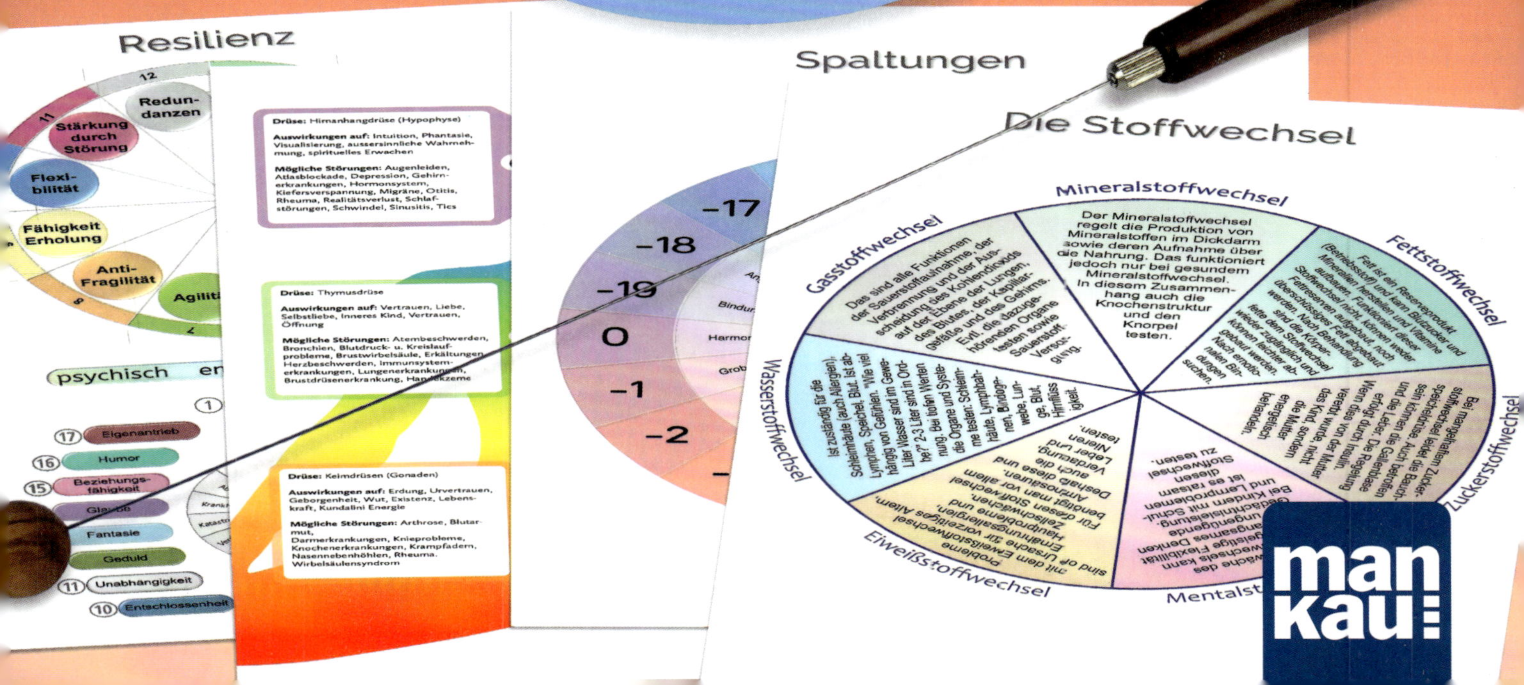

mankau

Inhalt

Zum Praxisbuch Band 2

Liebe Therapeuten, Berater, liebe interessierte Laien, die Sie seit vielen Jahren so überaus engagiert mit der Methode der Neuen Homöopathie und mit dem System des Heilens mit Symbolen arbeiten!

Wir sind so überaus dankbar, dass Band 1 dieses Testlistenbuches jetzt schon seit über zehn Jahren in mehreren Auflagen im Einsatz ist und inzwischen auch im Ausland verlegt wird. Das zeigt den großen Nutzen für die Anwender nicht nur der Neuen Homöopathie, sondern auch der Kinesiologie und anderer energetischer Heilmethoden. Die praktische Aufbereitung und die stabilen A4-Seiten haben sich einfach sehr bewährt.

Die Zeit bleibt natürlich nicht stehen, und so haben viele Menschen seit Erich Körblers Tod an der Weiterentwicklung dieser erfolgreichen Methode gearbeitet. Es sind zwischenzeitlich viele weitere wertvolle Arbeitshilfen rund um die Neue Homöopathie entstanden: neue Arbeitsfelder, begleitet von neuen Testlisten, Arbeitshilfen und Schautafeln, die die Umsetzung der Methode in ihrer Weiterentwicklung immer wieder immens erleichtern.

Zwanzig der neuesten Charts und Arbeitslisten liegen nun mit diesem *Praxisbuch Band 2* vor Ihnen. Die Auswahl der Charts entspricht den neuen Anforderungen und unseren Erfahrungen der letzten Jahre, z.B. der digitalen Herausforderung mit mehr und veränderten Störfrequenzen oder dem gestiegenen Bedarf, Impf- oder Medikamentenfolgen möglichst nachhaltig ausleiten zu können. Schwerpunkte sind auch etliche Testlisten, um das Energiefeld des Menschen mit Symbolen harmonisieren zu können.

Das vorliegende Praxisbuch richtet sich zwar primär an die Anwender der Neuen Homöopathie, die in der Regel die passenden Heilzeichen mit einer Einhandrute (Tensor) austesten. Aber auch alle anderen energetisch arbeitenden Menschen, wie Kinesiologen, Muskeltester, Pendelkundige usw., können mit diesen Schautafeln und Testtabellen wunderbar arbeiten. Absichtlich haben wir deswegen die Beschreibungen der einzelnen Schautafeln so gehalten, dass Sie auch mit Ja-/Nein-Testungen wunderbar zurechtkommen und wertvolle Unterstützung in Ihrer Arbeit erfahren werden.

Es gibt so viele Möglichkeiten, die Kraft der Symbole für den Alltag und in der therapeutischen Arbeit zu nutzen. Probieren Sie es aus, und teilen Sie Ihre Erfahrungen.

Wir wünschen Ihnen viel Freude und Erfolg mit den neuen Arbeitscharts!

Christina Baumann und Roswitha Stark im März 2024

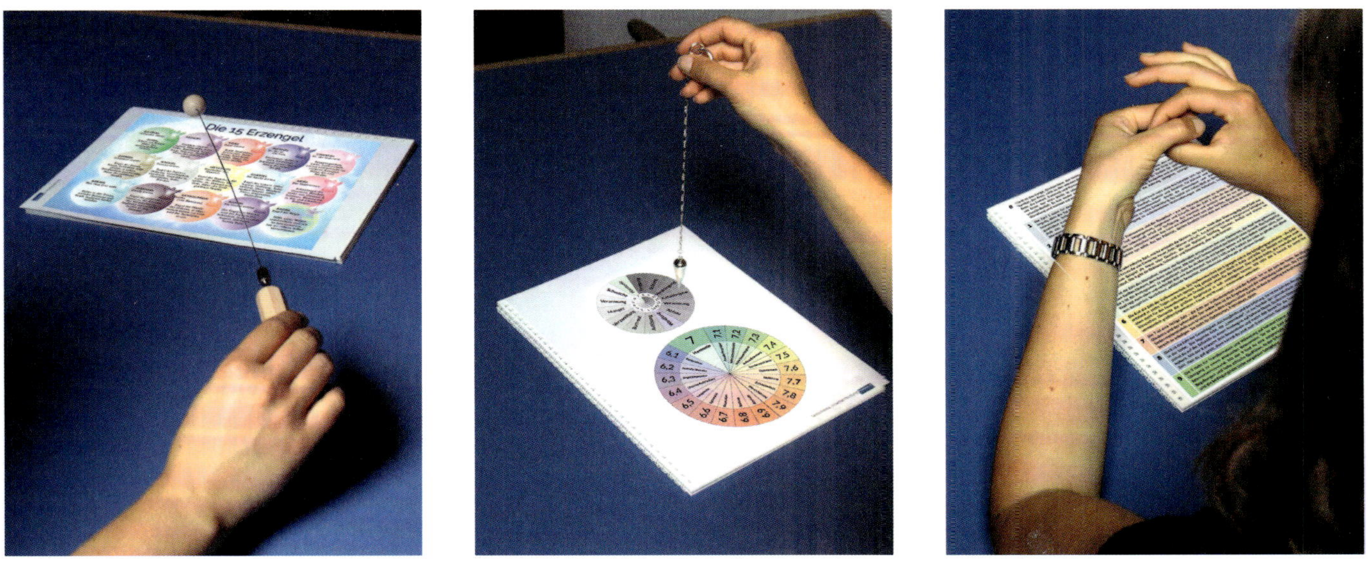

Die meisten Anwender der Neuen Homöopathie verwenden Einhandruten, dieses Buch ist aber auch für den Pendel- oder Muskeltest bestens geeignet.

Das energetische Arbeiten mit Symbolen

Die klassischen Strichcodes der Neuen Homöopathie mit einer Liste der Körbler'schen Zeichen haben wir bereits im *Praxisbuch Band 1* veröffentlicht. Diese Liste beziehen Sie natürlich weiterhin in Ihre Arbeit mit ein, wenn es darum geht, das geeignete Zeichen für Ihr Anliegen herauszufinden. In Band 2 stellen wir Ihnen zwei weitere essenzielle Listen zur Verfügung: die Symbole der Heiligen Geometrie sowie die wichtigsten Symbole aus aller Welt.
Mit diesen drei Symbollisten haben Sie schon einen guten Fundus an Heilsymbolen zur Verfügung, um diese zusammen mit den Arbeitscharts in Band 2 effektiv zu nutzen.
Im grundlegend überarbeiteten *Basisbuch Medizin zum Aufmalen* finden Sie zu deren Bedeutung und zur Methodik generell vertiefende Informationen.

Symbole der Heiligen Geometrie

Das bekannteste Symbol hieraus ist die „Blume des Lebens". Die Formen der Heiligen Geometrie bilden die Grundmuster ab, auf denen alles Leben basiert – vom kleinsten Atom bis zum größten Stern des Universums. Die Blume des Lebens und weitere Formen der Heiligen Geometrie sind besonders wertvoll, um uns an die natürlichen Ursprünge und Ordnungen unseres Lebens und an dessen Gesetzmäßigkeiten zu erinnern. Mit deren Einsatz kann alles wieder ein Stück weit mehr „in die Ordnung gebracht" werden.

Symbole aus aller Welt

Symbole gibt es in allen Kulturen. Tausende wunderschöne Formen, die sicherlich auch für Heilzwecke eingesetzt wurden. Für das *Basisbuch Medizin zum Aufmalen* und das bewährte Kartenset gleichen Namens haben wir vor vielen Jahren diejenigen ausgewählt, die wir als besonders kraftvoll erleben durften. Nachdem inzwischen viele Anwender die positive Wirkung dieser Symbole erfahren haben, möchten wir sie in diesem Praxisbuch ebenfalls als praktische runde Testliste zur Verfügung stellen.

Entstörsymbole für das digitale Zeitalter

Mehr denn je sind wir heute mit den Auswirkungen der digitalen Technik konfrontiert. Bei Computerstrahlung, Elektrosmog, WLAN, Mobilfunk, Mikrowellen, 5G u.a. haben wir es mit Frequenzen zu tun, die uns gesundheitlich schädigen können. Unser Organismus muss sich mit diesen Einflüssen arrangieren. Es ist eine echte Herausforderung, diesen Einflüssen mit den Möglichkeiten einer energetischen Medizin zu begegnen. Symbole können den Einfluss solcher Strahlungen mildern, sie harmonisieren oder gar vollständig ausgleichen.

Symbole, um karmische Blockaden aufzulösen

In unserem Unterbewusstsein gespeicherte Erfahrungen stammen zu einem nicht unerheblichen Teil aus früheren Leben und werden in diesem Leben, vor allem in der Kindheit und später, „wieder aufgewärmt". Auch über das morphogenetische Feld, das ein Feld aus verschiedenen Räumen und Zeiten darstellt, beeinflussen uns Emotionen, Traumata, Schocks, verstörende Erfahrungen und mehr, die unsere Vorfahren zu deren Lebzeiten nicht auflösen konnten. Die in dieser Liste angebotenen Symbole sollen einen Beitrag dazu leisten, tiefe Glaubensmuster zu transformieren.

Symbole zum Ausleiten

Es handelt sich um ein immens wichtiges Chart für eine Zeit, in der wir mehr als jemals zuvor mit synthetischen Giften aller Art konfrontiert werden – über das Wasser, die Luft, über Medikamente, auch in Form von Impfungen, über die Verunreinigung der Atmosphäre mit Chemtrails und künstlichen Frequenzen. Diese Symbole können allein oder in Verbindung mit nützlichen stofflichen Substanzen wie Algen, Zeolith, Vitaminen, Mineralstoffen usw. einen guten Beitrag zur effektiven Ausleitung von Toxinen leisten.

Wie Sie die Testlisten und Charts nutzen

Die Anwendungsweise und Beschreibung der einzelnen Testlisten finden Sie jeweils direkt neben der dazugehörigen Schautafel, sodass Sie das Praxisbuch ganz einfach flach vor sich hinlegen und dann den Text dazu lesen können. Damit Sie wissen, mit welcher Schautafel Sie im jeweiligen Fall am besten arbeiten sollten, stellen wir Ihnen hier eine Vortesttabelle zur Verfügung. Zunächst ist es jedoch wichtig, dass Ihre Intention bzw. Ihr Anliegen klar ist. Sie können für körperliche, psychische oder auch für Situationen arbeiten, um mithilfe von Symbolen das energetische Feld zu klären.

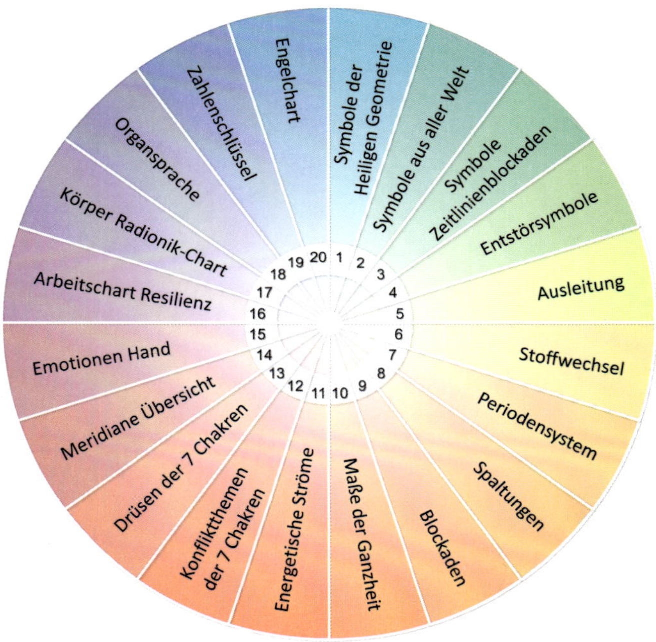

Wenn Sie mithilfe dieser Vortesttabelle das passende Chart herausgefunden haben, ist das Prinzip immer das gleiche:

- Sie testen die betroffenen Punkte und/oder Themen anhand der Schautafel.
- Sie testen, welche Symbole aus den Ihnen zur Verfügung stehenden Symbolsystemen sich eignen, um diesen Bereich direkt damit zu bemalen (mit abwischbarem Stift oder in Form einer Kopie), sie über das aufgeschriebene Thema zu zeichnen oder sie auch nur mithilfe Ihrer Vorstellung in das Areal hineinfließen zu lassen.
- Sie fragen die Zeitdauer ab, danach müssen die Zeichen wieder entfernt werden.
- Beachten Sie die zusätzlichen spezifischen Anleitungen neben der jeweiligen Schautafel.

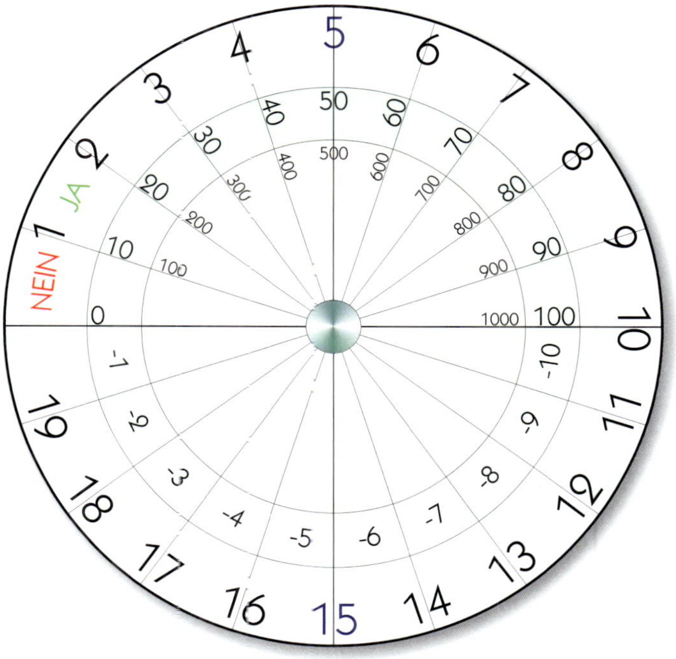

Dieses Mess-Chart bietet universelle Messmöglichkeiten, um mit Tensor, Pendel u.v.m. zu arbeiten. Es eignet sich besonders für die Ermittlung von Zahlen und Prozentwerten, z.B. die optimale Dosierung, Anzahl der Tropfen, Stückzahlen von Globuli, Essenzen, Vitamin- und Pflanzenpräparaten usw.

- **Skala 100 bis 1.000 (rosa Ring):**
  Für alle Messungen, die größere Schritte verlangen. Testen Sie aus, ob Sie diese Reihe benutzen sollen.
- **Skala 0 bis 100 (grüner Ring obere Hälfte):**
  Am besten für Prozenttestungen, z.B.: Wie hoch ist die Heilbereitschaft der Person in Prozent? Wie hoch ist die Regenerationsfähigkeit des Organs? Zu wie viel Prozent stimmt meine Testung u.Ä.?
- **Skala 1 bis 20 (weißer Ring außen):**
  Eignet sich besonders gut für die Austestung von Dosierungen oder Mengentestungen, z.B.: Wie viele Tropfen soll ich einnehmen? Wie viele Tage soll eine Wasserübertragung gemacht werden? Wie viele Stunden soll das Zeichen am Körper verbleiben usw.? Zu wie vielen Teilen wurde das Problem erkannt bzw. gelöst?
- **Skala -1 bis -10 (grüner Ring untere Hälfte):**
  Im Minusbereich sind vor allem Zustände der Desintegration oder Spaltung (= nicht vorhandene Ganzheit, in zwei Teile gespaltene Situationen, Im-Zwiespalt-Sein, Sowohl-als-auch-Situationen).

Symbole der Heiligen Geometrie

Funktion

Mit dieser Testliste können Sie für jede Indikation bzw. für jedes körperliche, seelisch-emotionale oder geistige Anliegen schnell das passende Symbol aus der Kategorie „Heilige Geometrie“ austesten. Wenn Sie wissen wollen, was Sie anschließend mit dem jeweiligen Zeichen tun können, um den Organismus bestmöglich zu harmonisieren, dann benutzen Sie anschließend z.B. die Testliste „Einsatzmöglichkeiten der Symbole“ aus dem *Praxisbuch Neue Homöopathie Band 1.*

Anwendungsweise

Denken Sie an Ihr Anliegen bzw. Symptom, und fragen Sie sich: Welches Zeichen eignet sich hierfür als Heilimpuls am besten? Anschließend testen Sie aus, wie Sie dieses Zeichen anwenden sollen, z.B.: Soll ich es direkt auf den Körper/die Schmerzzone aufmalen? Oder muss ich es als Information auf Wasser speichern? Oder als Information in die Aura fluten lassen? Das sind die am häufigsten angewendeten Möglichkeiten. Daneben gibt es aber etliche spezifische Anwendungen. Lassen Sie sich von Ihrer Intuition und Ihren Testungen führen.
Testen Sie anschließend die Zeitdauer. Wie viele Minuten, Stunden, Tage, Wochen soll das Symbol auf der Haut bleiben? Wie oft am Tag und wie lange insgesamt soll eine Informationsübertragung gemacht werden?

Einsatzgebiete

Im Allgemeinen dienen die Formen der Heiligen Geometrie dazu, einen Organismus, der irgendwie seine Ordnung verloren hat, wieder in den Ausgleich (auf Grad 1) zu bekommen. Grundsätzlich kann man jedes Zeichen für jeden Zweck einsetzen, deshalb testen wir das ja. Dennoch gibt es außerhalb der Testungen einige interessante, spezifische Einsatzmöglichkeiten einzelner Symbole. Mit den Zeichen „Blume des Lebens“ und „Punkt mit Kreis“ können Sie eigentlich auch ohne ein bestimmtes Testergebnis nichts falsch machen. Die Schwingung wird sich immer erhöhen.

TIPPS

- Die „Blume des Lebens“ bringt alles in die Ordnung, was einen Ordnungsimpuls braucht. Sie wertet Lebensmittel, Wasser, Wein und andere Substanzen auf und verbessert den Geschmack. Man kann sie bei Beschwerden immer unter den Teller oder das Glas oder einfach auf den Körper legen, solange es guttut.
- „Punkt mit Kreis“ kann immer verwendet werden, um eine schnelle Linderung, z.B. bei Schmerzen, herzustellen. Man kann das Zeichen sofort auf die Schmerzzone aufmalen.

Hier noch einmal in Kurzform die wichtigsten Einsatzmöglichkeiten:

- Auf den Körper auflegen
- Das Symbol bei sich tragen
- Chakren mit der Vorstellung aktivieren
- Betrachten
- Auf Wasser übertragen
- Das Symbol abmalen
- Auf einen Glaubenssatz malen
- Auf positive Affirmation malen
- Fotos oder Abbildungen damit bemalen
- Unter Lebensmittel oder Wasserglas legen
- Geistig in eine bestimmte Situation einfließen lassen
- In die Aura einschwingen

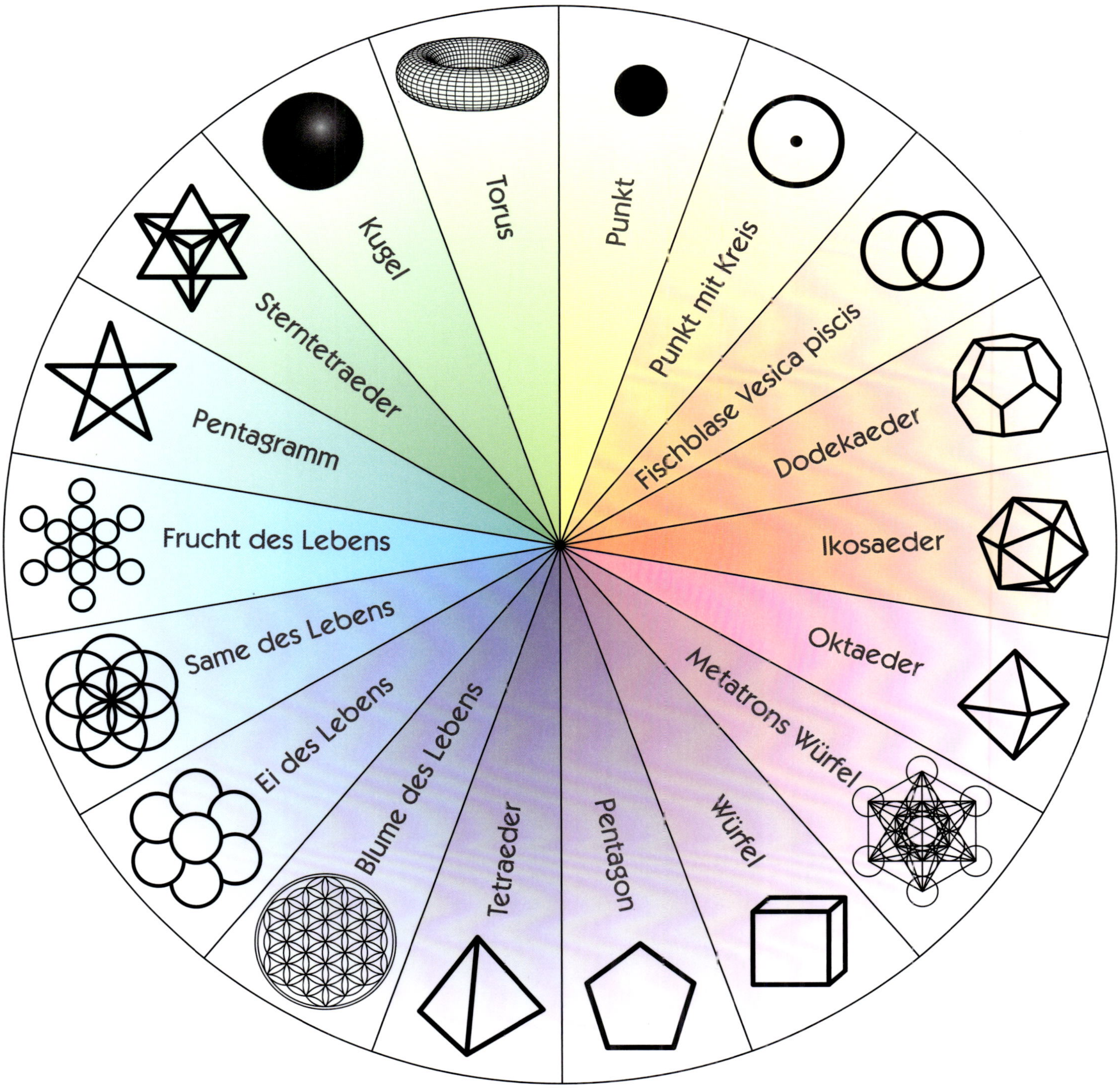

Symbole der Heiligen Geometrie

Symbole aus aller Welt

Funktion

Mit dieser Testliste können Sie für jede Indikation bzw. für jedes körperliche, seelisch-emotionale oder geistige Anliegen schnell das passende Symbol aus der Kategorie „Symbole aus aller Welt“ austesten. Es sind etliche Symbole aus unserem Kulturkreis dabei, z.B. aus dem Keltischen. Wenn Sie wissen wollen, was Sie anschließend mit dem jeweiligen Zeichen tun können, um den Organismus bestmöglich zu harmonisieren, dann benutzen Sie anschließend z.B. die Testliste „Einsatzmöglichkeiten der Symbole“ aus dem *Praxisbuch Neue Homöopathie Band 1.*

Anwendungsweise

Denken Sie an Ihr Anliegen bzw. Symptom, und fragen Sie: Welches Zeichen aus dieser Testliste eignet sich hierfür als Heilimpuls am besten? Anschließend testen Sie aus, wie Sie dieses Zeichen anwenden sollen, z.B. direkt auf den Körper/die Schmerzzone aufmalen? Oder als Information auf Wasser speichern? In die Aura speichern usw.? (Weitere Anwendungen siehe Seite 6, „Symbole der Heiligen Geometrie“.) Testen Sie anschließend die genaue Zeitdauer. Wie viele Minuten, Stunden, Tage, Wochen soll das Symbol auf der Haut bleiben, wie oft am Tag und wie lange insgesamt soll eine Informationsübertragung gemacht werden? Wie lange soll der Zettel mit Text und Symbol hier liegen bleiben usw.?

Besondere Anwendungsmöglichkeiten:

- **Symbol intuitiv auswählen:** Begeben Sie sich in einen ruhigen, meditativen Zustand. Denken Sie dabei an eine Frage, eine ungeklärte Lebenssituation oder eine Beschwerde, deren Heilung durch ein Symbol unterstützt werden soll. Nach dem Gesetz der Resonanz wird Sie Ihr Unterbewusstsein genau das richtige Symbol finden lassen, das Sie unterstützen kann. Lassen Sie das Symbol auf sich wirken. Sie können es auch auf Ihr Herz legen. Achten Sie auf die Gedanken und Gefühle, die beim Betrachten des Symbols aufsteigen. Was kommt Ihnen als Erstes in den Sinn? Meditieren Sie über die Bedeutung des Symbols. Legen Sie das Symbol für ein paar Tage an einen guten Ort, an dem Sie es immer wieder einmal ansehen können, etwa an Ihren Arbeitsplatz.
- **Die Tagesenergie nutzen:** Wählen Sie jeden Morgen ein Symbol, lassen Sie dessen Kraft auf sich wirken, und nutzen Sie diese Energie für die anstehenden Aufgaben des neuen Tages.
- **Die Wunschenergie unterstützen:** Unterstützen Sie Ihre Wünsche ans Universum mit dem Testen eines Symbols. Wenn Ihre Wünsche mit Ihrem Lebensplan in Einklang stehen, kann Sie die Symbolkraft stärken. Erinnern Sie sich jedes Mal, wenn Sie das Symbol anschauen, an Ihren Wunsch. Das hilft, bei sich zu bleiben und die kosmischen Energien in die gewünschte Richtung zu lenken.

Einsatzgebiete

Die Einsatzgebiete können je nach Intention und Anliegen komplett unterschiedlich sein. Ihr Organismus sagt Ihnen über Ihre Testungen, was er gern haben möchte. Bei körperlichen Beschwerden liegt es z.B. nahe, das Zeichen auf die Schmerzzone aufzumalen oder/und die Information in ein Glas Wasser fließen zu lassen und dann anschließend über das Trinken in kleinen Schlucken in den Körper und zu den Zellen zu bringen. Auch über das meditative Abmalen gehen Sie mit der spezifischen Schwingung des Symbols in Resonanz und in die Verbindung.

TIPP

Mithilfe des Vorstellungsvermögens können Sie jedes Symbol in Energie verwandeln und überall „hinschicken“, wo es benötigt wird. Stellen Sie sich zunächst die Situation oder das konkrete Projekt bildlich vor. Dann, wie die Situation oder das Symbol „in die Situation hineinfließt“ und alles umhüllt. Sie werden spüren, wann dieser Vorgang beendet ist. Anschließend bedanken Sie sich bei der geistigen Welt, die hierbei geholfen hat. Visualisieren ist z.B. wichtig für die Harmonisierung von Elektrosmog und anderen Strahlungseinflüssen.
Visualisierungsritual zum Speichern von Symbolen:

„Hiermit speichere ich dieses Symbol auf die höchste und beste Weise in diesen Raum, in die Aura, diese Situation usw. (bildlich vorstellen). Möge es hier so lange wirksam bleiben, wie es benötigt wird und gut ist für alle Beteiligten. So sei es. Und so ist es. Jetzt! DANKE.“

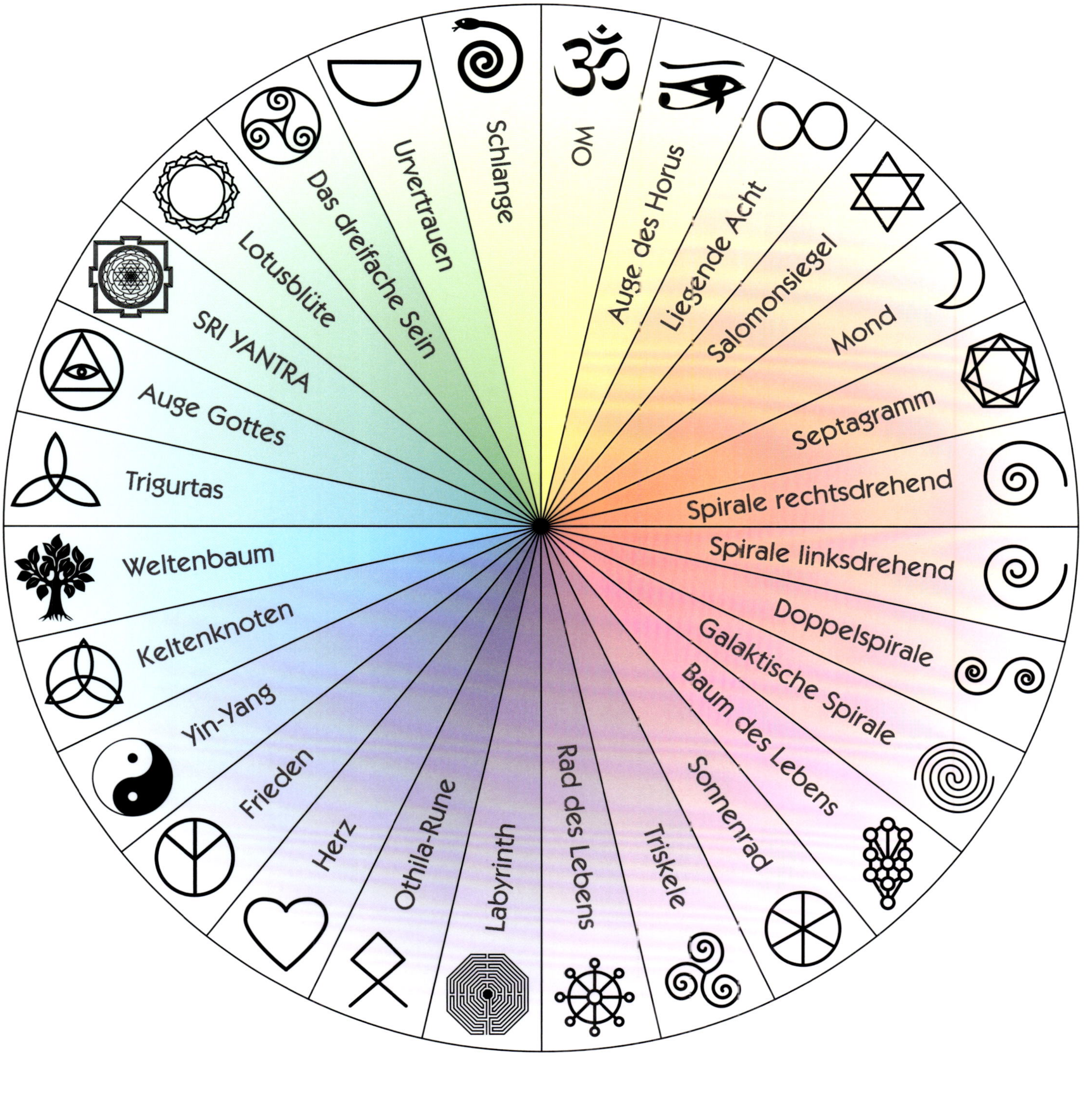

Schlange
OM
Auge des Horus
Liegende Acht
Salomonsiegel
Mond
Septagramm
Spirale rechtsdrehend
Spirale linksdrehend
Doppelspirale
Galaktische Spirale
Baum des Lebens
Sonnenrad
Triskele
Rad des Lebens
Labyrinth
Othila-Rune
Herz
Frieden
Yin-Yang
Keltenknoten
Weltenbaum
Trigurtas
Auge Gottes
SRI YANTRA
Lotusblüte
Das dreifache Sein
Urvertrauen

Symbole Zeitlinien Blockaden

Funktion

Diese Symbole dienen dazu, um insbesondere karmische Blockaden aus der Vergangenheit und auch mögliche negative Szenerien in der Zukunft bereinigen zu können. In unserer Vergangenheit gab es immer wieder Situationen und Ereignisse, die jeder Mensch auf seinem Seelenweg durchschritten hat. Blockaden sind tief vergrabene Emotionen, die uns längst vergangene Ereignisse ständig reaktivieren lassen und dadurch auch unsere Zukunft beeinflussen. Wird ein emotionales Thema aus der Vergangenheit nicht aufgelöst, nährt es das Feld in der Zukunft weiter. Die Wahrscheinlichkeit, ähnliche Situationen zu wiederholen, wird verstärkt.

Die Linie der Zeit

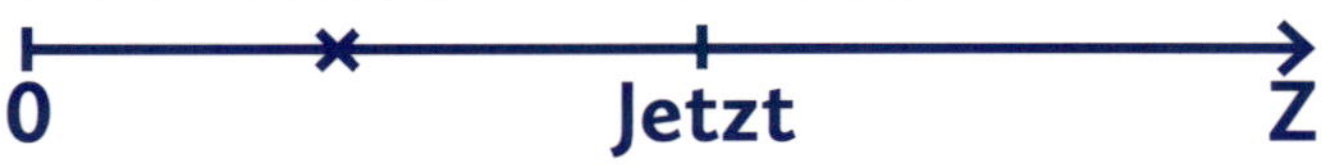

Malen Sie eine horizontale Linie vom äußersten linken Rand bis zum äußersten rechten Rand. Schreiben Sie ganz links eine Null hin, in die Mitte das aktuelle Jahr, in dem Sie leben, oder das Wort „Jetzt", und an das rechte Ende der Linie einen Pfeil für die Zukunft. „0" bedeutet „Anbeginn der Zeit", wann immer das ist, „Z" bedeutet Zukunft. Zwischen der Null und dem Jetzt liegt die Vergangenheit, zwischen dem Jetzt und dem Pfeil rechts die Zukunft. Sowohl in der Vergangenheit als auch in der Zukunft können Blockaden entstanden sein, die noch immer auf ein komplettes Familiensystem oder auf andere Systeme einwirken können.

Testen Sie zunächst, wo sich auf der Strecke zwischen der Null und dem Jetzt eine Blockade befindet. Sie können sich diese Strecke in kleinere Abschnitte einteilen und im Ja/Nein-System testen. Dort, wo sich auf der Linie ein Ja zeigt, markieren Sie diese Stelle mit einem Kreuz. Es können mehrere Zeitpunkte in der Vergangenheit blockiert sein. Gehen Sie dann weiter, und testen Sie den Abschnitt zwischen dem Jetzt und dem Z für die Zukunft. Falls in der Zukunft ein Ja testet, malen Sie auch hier ein Kreuz ein.

Anwendungsweise

Die in der Liste gefundene Emotion schreiben Sie unterhalb des Kreuzes. Testen Sie dann das geeignete Symbol aus, und malen Sie es über den Begriff. Fragen Sie, ob diese Emotion jetzt zu 100 Prozent ausgeglichen ist. Im Normalfall ist sie das. Aus meiner Erfahrung heraus reicht meist ein Symbol. Wenn nicht, fragen Sie nach einer weiteren Möglichkeit des Ausgleichs: Noch ein Symbol? Eine Farbe? Damit endet der negative Einfluss dieser Emotion auf das Feld.

Einsatzgebiete

Wenn negative Emotionen ein System wie Beruf, Partnerschaft oder Familie blockieren, die ihren Ursprung in der Vergangenheit (Karma oder Ahnenfeld) haben, legen Sie es eine Weile an einen guten Platz, damit es seine Energie ausströmen kann.

ZEITLINIENBLOCKADEN

1 Ablehnung
2 Abneigung
3 Abscheu
4 Angst
5 Angst vor Liebe
6 Ärger
7 Argwohn
8 Bedauern
9 Besitzergreifend
10 Brutalität
11 Entbehrung
12 Entehrung
13 Entmutigt
14 Enttäuschung
15 Falscher Stolz
16 Festhalten
17 Freudlos
18 Gedankenlosigkeit
19 Gefühllosigkeit
20 Genervt
21 Groll
22 Hass
23 Leid
24 Liebesentzug
25 Machtlosigkeit
26 Mangel an Selbstausdruck
27 Mangel an Selbstliebe
28 Mangelndes Geborgenheitsgefühl
29 Mangelndes Vertrauen
30 Manipulation
31 Nachtragend
32 Nicht geschätzt fühlen
33 Ohnmachtsgefühle
34 Opferrolle
35 Panik
36 Problematische Partnerschaften
37 Ratlos
38 Reue
39 Scham
40 Scheitern
41 Schock
42 Schüchternheit
43 Schuldgefühle
44 Selbstmitleid
45 Selbstzweifel
46 Stur
47 Täterrolle
48 Trauer
49 Überwältigung
50 Undankbar
51 Unfrei
52 Unkontrolliertheit
53 Unsicher
54 Unverbunden
55 Verbittert
56 Verletztheit
57 Vermeiden von Problemen
58 Verstoßen
59 Verurteilt andere
60 Verwirrt
61 Verzweifelt
62 Vorwurfsvoll
63 Wut
64 Sonstige

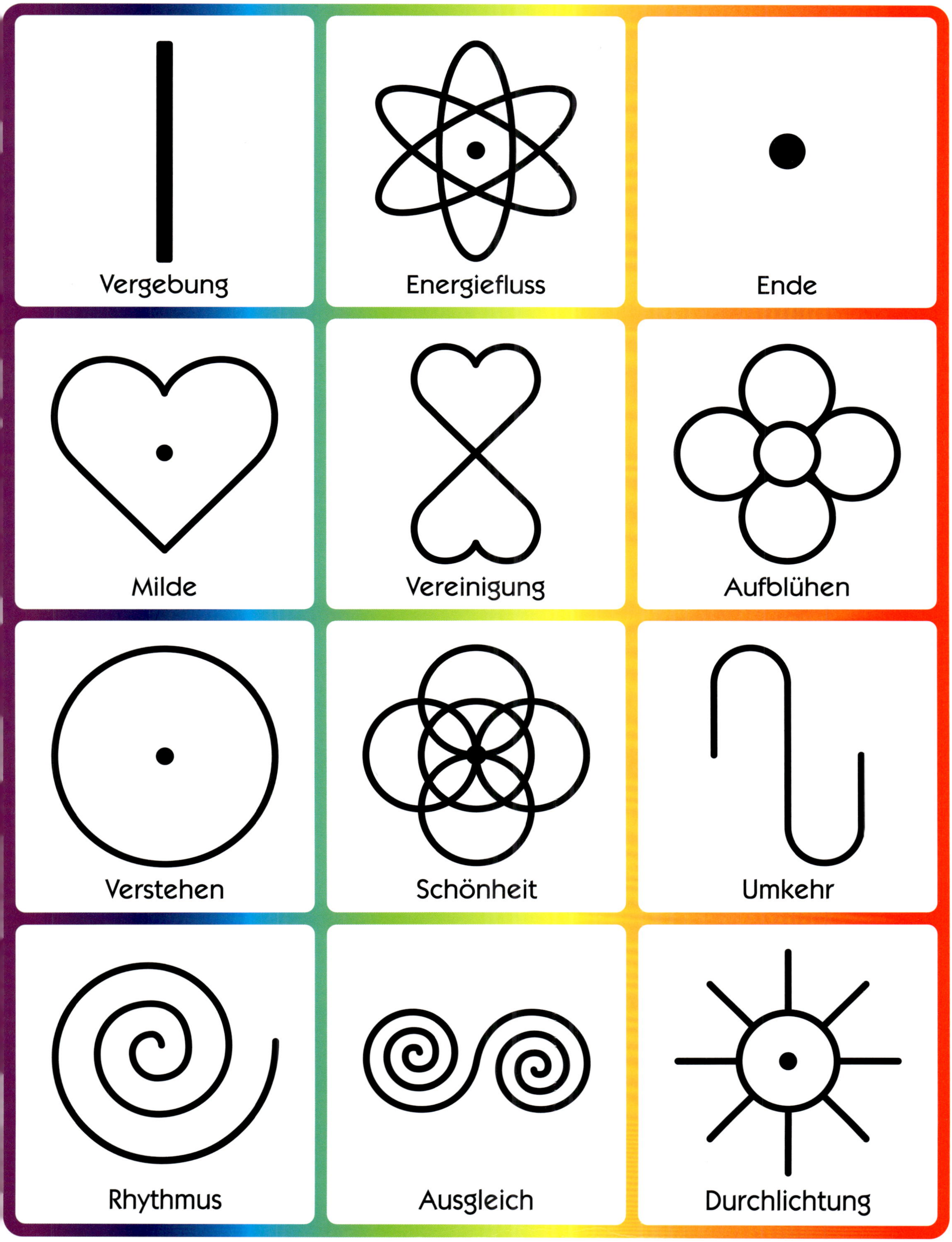
Vergebung
Energiefluss
Ende
Milde
Vereinigung
Aufblühen
Verstehen
Schönheit
Umkehr
Rhythmus
Ausgleich
Durchlichtung

Entstörsymbole

Funktion

Es gibt inzwischen so viele Frequenzeinflüsse, die auf unseren Organismus und alles Lebendige einwirken und mit denen unser Organismus mehr oder weniger Probleme hat. Themen wie Elektrosmog, Funkwellen, Mikrowellen, 5G, Handystrahlung usw. Die digitale Vernetzung hat ihren Preis. Zahlreiche Menschen empfinden sich mittlerweile als zu den Elektrosensiblen gehörig. Die psychischen Auswirkungen sind so gut wie gar nicht untersucht. Man kann nur Vermutungen anstellen in Richtung von Themen wie Konzentrationsfähigkeit, Demenzerkrankungen, Autismus und sonstigen Verhaltensstörungen. Mit diesen wichtigen Entstörsymbolen können wir dem einiges entgegenhalten.

Anwendungsweise

Die acht Spezialmittel zur Entstörung von Frequenzen verwenden wir als Aufkleber oder einfach aufgemalt im Haus und auf Grundstücken (z.B. mental programmiert auf Steine, die man dann auslegt). Um uns vor externer Strahlung zu schützen, nutzen wir vor allem die Kraft der Visualisierung. Zwischen der Wohnstätte und der Sendequelle (Funkmast) kann mit der Vorstellungskraft eine „Lichtwand" mit der Energie des Symbols aufgebaut werden:

„Hiermit speichere ich diese Symbolkraft auf die höchste und beste Weise zwischen meinem/r Haus/Wohnung und der Störquelle (bildlich vorstellen wie eine Lichtwand). Möge es hier so lange wirksam bleiben, wie es benötigt wird und gut ist für alle Beteiligten. So sei es. Und so ist es. Jetzt! DANKE."

Testen Sie Störungen oder Empfindlichkeiten gegen Sonneneinstrahlung oder durch Einflüsse des Erdmagnetfeldes oder durch Erdstrahlen, so lassen Sie die Symbolenergie in die entsprechende Richtung nach oben oder unten fließen.

Testen Sie außerdem, ob evtl. ein „Komplexmittel", eine Kombination aus mehreren dieser Entstörsymbole, nützlich sein könnte. Diese Kombination kann man durch gedankliches Potenzieren wie in der Homöopathie in eine hohe Schwingungsenergie bringen. Also z.B. ein Paket aus drei Symbolen in einer D-, C- oder LM-Potenz gedanklich aufschwingen und anschließend in das störende Gerät oder in Richtung der Störquelle in die Atmosphäre hineinfließen lassen.

Einsatzgebiete

Überall im Haushalt oder Büro können Sie elektrische Geräte mit Aufklebern entstören (Symbole kopieren oder praktisch als Liste bestellen im www.ypsilon-shop.de). Dafür eignen sich besonders die drei Symbole WLAN, Mobilfunk und Mikrowellen (5G). Fragen Sie pro Gerät, ob ein einziges Symbol genügt. Manchmal braucht man mehrere. Man kann es an kleinen oder größeren Geräten an geeigneter Stelle (bitte testen!) anbringen, aber auch an Kabeln oder Steckdosen. Bitte immer nachtesten, ob es jetzt entstört ist.

TIPPS

- **Resonanzen lösen**
  Da es nicht jedem Menschen gleich schlecht geht durch Strahlenbeeinflussung, lohnt sich unter Umständen die gleichzeitige Beeinflussung der externen Störquelle plus die Lösung interner Resonanzen. Lassen Sie die Symbolenergie bei Bedarf auch in Ihren Organismus, die Zellen, die DNA hineinfluten. Lesen Sie anschließend die Seelenbotschaft, und atmen Sie dreimal die Affirmation.
- **Interne Strahlung erhöhen**
  Wir sind im Leben gleichzeitig Sender und Empfänger, und auch wir strahlen aus (z.B.: „Du strahlst so schön"). Wenn wir viel mehr Empfänger sind oder gar nur noch „Konsument" von äußeren Informationen (kann man z.B. in Prozent testen), ist es gut, unsere Ausstrahlung zu erhöhen, und zwar mit dem Symbol „Interne Strahlung". Lassen Sie die Symbolenergie, die Seelenbotschaft und die Affirmation wie Licht in alle Zellen, in Ihr Gewebe, in Ihr Herz, in die DNA und die Aura hineinfluten.

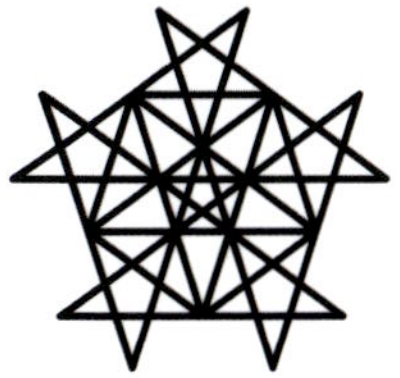

Erdmagnetfeld

Das Seelenwesen

Dein Bedürfnis nach grundlegenden Veränderungen wird beflügelt, und Erde und Kosmos helfen dir, eine neue Ordnung in alle deine Angelegenheiten zu bringen. Es mag dich so richtig durchschütteln. Das ist aber nur deswegen so, weil du diese Veränderungen noch nicht einordnen kannst. Gib dir die Zeit und Gelegenheit, die neuen Schwingungen kennenzulernen und dich daran zu gewöhnen. Erlaube dir zu glauben, dass das Universum und das dahinterliegende göttliche Prinzip stets freundlich und wohlgesonnen zu dir sind. Auf deiner Seelenreise hast du schon viel größere Herausforderungen bewältigt. Vertraue, dass jeder Schwächung wieder Erholung folgt und letztendlich aus jedem Chaos Ordnung entsteht. Es kommt auch wieder eine ruhigere und stabilere Zeit.

Ich nehme die neue lebendige Ordnung in mir an.

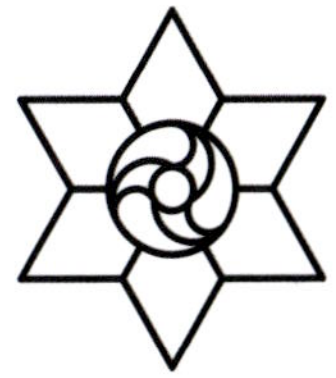

Erdstrahlen

Das Seelenwesen

Es ist fast nicht möglich, in diesem Leben auf der Erde, mit seinen immerwährenden Wechseln zwischen den beiden Polen der Dualität, Veränderungen, Spaltungen u. Reibungen zu vermeiden. Wenn dies einst so sein sollte, befindest du dich wahrscheinlich nicht mehr auf der Erde, sondern in den höheren vereinten Sphären des Seins. So lasse die Angst hinter dir. Du kannst nicht bewegungslos verharren, nur weil du Druck und Spannung vermeiden möchtest. Alles, was neu entsteht, lässt auch etwas anderes zurück. Es ist wie der Stoffwechsel in deinem Körper. Das eine baut sich auf, das andere zerfällt, das eine wird vermehrt u. reicher, das andere zerteilt, kleiner u. irgendwo anders integriert. Gib dich diesen Gesetzen hin. Es ist richtig so, wie es ist.

Ich sinke tief in mich hinein und weiß, worum es geht.

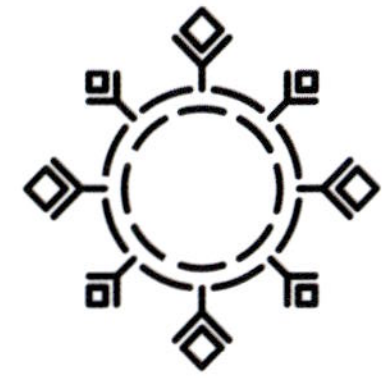

Interne Strahlung

Das Seelenwesen

Das Erbe, das du in dir trägst, ist eine gigantische Menge an Informationen, das durch deine Lichtnatur gespeist wird. Milliarden von Molekülen in deinen Zellen enthalten alles, was du brauchst, um voller Vitalität und Gesundheit zu sein. Je lichtvoller deine Gefühle sind, desto besseren Kontakt wirst du zu deiner reinen Erbinformation haben. Jede Zelle leuchtet freudig auf, wenn du Gefühle der Liebe, des Vertrauens und der Zuversicht hineinschickst. Die Zirkulation des Lichtes macht dich zu dem Wesen, das du eigentlich bist: reine Lichtnatur. Bewege dich in der Natur und sieh das Leuchten gesunder Pflanzen und vitaler Tiere. Du nimmst es auf und wandelst es um in pure Vitalkraft und Energie. Durch deine Lebendigkeit und Freude am Leben kannst du sie erhalten.

Ich bin ein Wesen aus Licht.

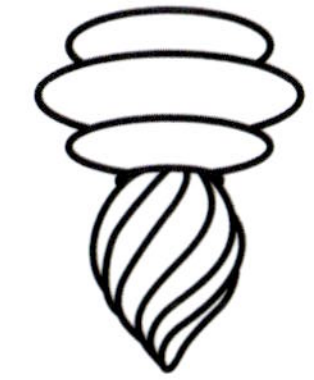

Kosmische Strahlung

Das Seelenwesen

Aus den Tiefen der Universen bist du zur Erde gekommen. Mit der Geschwindigkeit des Lichts bist du auf Sternenstraßen gereist. Du hast auf deinen kosmischen Wegen so viele Schätze eingesammelt und sie in deinen Körperzellen geborgen. Millionen von Teilchen kannst du jederzeit in reine Energie verwandeln, wenn du dich nur erinnern würdest, was du wirklich bist. So öffne dein inneres Reservoir, und strahle dein ganzes Potenzial in diese schöne Welt hinein. Trage deinen Teil dazu bei, dass alles aufblüht und wächst in seiner reinsten und schönsten Form. Aus deiner Schwingung wird Materie geformt. Durch deinen Geist erweckst du die Dinge zum Leben. Durch dein Sein bist du die lebendige Erinnerung an Gott, der alles durch seine unendliche Liebe trägt.

Ich trage den Sternenstaub von Universen in mir.

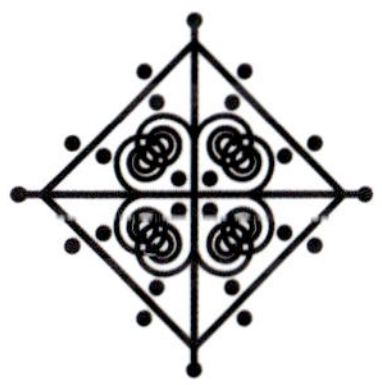

Mikrowellen/5G

Das Seelenwesen

Du lebst in einer Zeit mit hohem Leistungspotenzial, wo viele Dinge durch dein Bewusstsein rasend schnell in Bewegung versetzt werden können. Du besitzt hohe Frequenzen in deinem Energiefeld und kannst in kurzen, gezielten Takten Informationen in deine Umgebung senden. Doch wisse, dass viele Impulse Kettenreaktionen in Gang setzen können, die du dann vielleicht nicht mehr bremsen oder stoppen kannst. So bedenke, wie und wann genau du etwas tun möchtest. Mit jedem Gedanken versetzt du Informationen in Schwingung. Durch gezielte Impulse kannst du viel bewirken. Doch übereile nichts. Alles möchte wohldosiert geschehen, sodass weder du noch andere Schaden erleiden. Mache Pausen und beobachte, wie sich die Impulse, die du gesetzt hast, auswirken.

Ich verwende meine große Energie mit Bedacht.

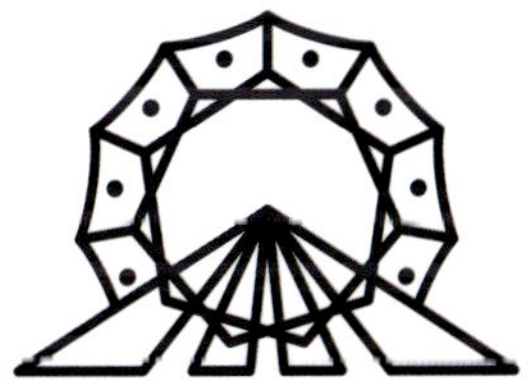

Mobilfunk

Das Seelenwesen

Damit dein Körper gesund bleibt, brauchst du gute, vitale Nahrung und eine optimale Kommunikation der Zellen untereinander. Damit dein Geist optimal funktioniert, brauchst du eine gute Kommunikation mit deiner kosmischen Basisstation. Die Wesen der geistigen Welt, wie Engel, Meister oder auch formlose Energien, besitzen eine viel höhere Schwingungsfrequenz als die meisten Menschen. Für die Kommunikation mit deiner kosmischen Basisstation oder mit höheren Wesen benötigst du eine hohe Frequenz (stelle dir vor, wie du sie in deinen Körper hineinziehst), eine perfekt ausgerichtete Antenne (richte dein drittes Auge auf Gott aus) und einen sauberen Übertragungskanal (reinige deine Chakren). So hast du eine große Reichweite in alle Dimensionen.

Ich öffne meine Lichtzentren und empfange klare Signale.

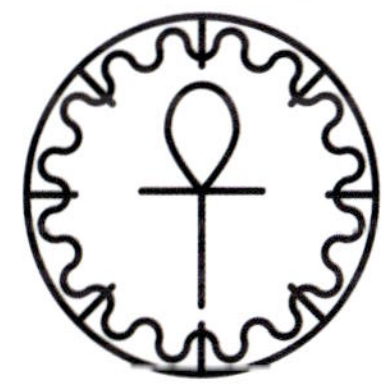

Sonneneinstrahlung

Das Seelenwesen

Du bist ein schwingendes Wesen, das von Licht genährt wird. Die Evolution kann sich durch dich immer wieder neu vollziehen und das Licht der Schöpfung zu ursprünglicher Intensität erheben. Als Mensch bist du Doppelnatur, so wie das Licht. Du bist selbst das Licht. Du wirst jetzt machtvoll an die Kräfte des Universums und an das Zentrum deines Seins erinnert. So verdamme nicht die Ausbrüche und nicht das Chaos und selbst die Zerstörung nicht. Denn dies ist notwendig, um Neues zu erschaffen. Nach jeder Explosion ordnen sich die Teilchen des Lichtes und der Materie neu an, und die Ausstrahlung des Lebens wird intensiviert. Stets ist es das Leuchten, das dadurch immer stärker wird. Vertraue deinem Zentrum, und finde dort das Licht, das ewig ist.

Ich lebe gleichzeitig meine Lichtnatur und meinen Körper.

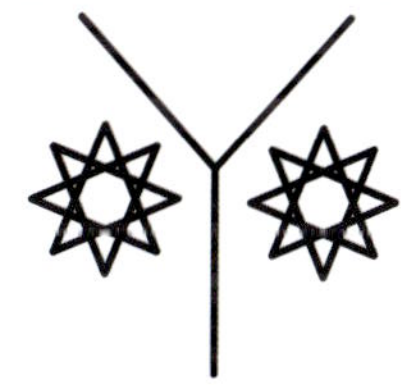

WLAN

Das Seelenwesen

Es ist gut zu wissen, dass wir unendlich viele Verbindungen und Kommunikationskanäle besitzen, auf die wir bei Bedarf zurückgreifen können. Aber mal ehrlich: Würdest du wirklich alle möglichen Verbindungen aktivieren wollen, nur weil es sie gibt? Das würde sich wohl ziemlich chaotisch anfühlen und am Ende vielleicht sogar das ganze Netzwerk zum Zusammenbruch bringen. Wäre es nicht besser, nur diejenigen Kanäle zu nutzen, die dich wirklich voranbringen und gleichzeitig nicht nur niemandem schaden, sondern alle Beteiligten zu größtmöglichem Wohlbefinden führen? So lasse los, was sich nicht gut anfühlt, und entscheide dich bewusst für ein Netzwerk, das einer gesunden Kommunikation zwischen Sender und Empfänger dient.

Ich nutze nur Verbindungen, die gut für alle sind.

Ausleitung

Funktion

Ausleitung ist ein sehr komplexes Thema, denn es betrifft im Prinzip alles, was für den menschlichen Organismus ein potenziell schädlicher Fremdanteil ist. Meistens meinen wir mit Ausleitung aber das Entfernen giftiger Stoffe auf der Körperebene, also z.B. Schwermetalle, chemische Medikamente, Impfstoffe, Narkosen, flüchtige Gase, aber heutzutage auch die Emissionen über die Luft, Chemtrails, Gifte in der Nahrung und Wasserverunreinigungen. Auch kennen wir gar nicht alle Stoffe. Das Ausgesetztsein gegenüber giftigen und unverträglichen Stoffen erhöht sich stetig. Mit diesen Symbolen wollen wir einen kräftigen Impuls setzen, damit der Körper diese Stoffe leichter loslassen kann.

Anwendungsweise

Stellen Sie per Testung fest, welche schädlichen Stoffe Ihr Organismus gespeichert hat (z.B. mithilfe der Testliste „Toxine" in Band 1). Bei mehreren Toxinen machen Sie eine Priorisierung. Sie können mithilfe der Universalmessscheibe feststellen, zu wie viel Prozent der jeweilige Stoff in Ihrem Körper vorhanden ist. Anschließend fragen Sie, wie viele Ausleitungssymbole aus dem Chart beim Ausleiten dieses Stoffes „helfen" wollen. Fragen Sie, mit welchem Symbol Sie beginnen sollen, welches als zweites, drittes usw. hinzukommt, oder ob Sie ein „Komplexmittel" daraus machen sollten, also alle miteinander einspeichern, z.B. auf Wasser. Speichern Sie die Symbolkräfte wie Licht in „alle betroffenen Gewebe" und in die Organe Leber, Nieren und Lymphsystem. Trinken Sie viel Wasser! Testen Sie, zu wie viel Prozent der Stoff jetzt noch vorhanden ist. Die Reaktion des Körpers kann aber noch eine Zeit lang andauern. Der erste Impuls ist der energetische!
Testen Sie, ob Sie zusätzlich evtl. noch stoffliche Substanzen einnehmen sollen, z.B. Silicium (Zeolith), Algen (Chlorella), Koriander oder andere (als sinnvoll getestete) Nahrungsergänzungsmittel. Die Kombination mit Symbolen (z.B. auf die Packung aufmalen) macht diese meist noch besser verfügbar für den Organismus.

Einsatzgebiete

Toxinbelastungen können im Prinzip alle Beschwerden auslösen, körperliche wie psychische. Auch ohne Symptome können Sie testen, welches Symbol sinnvoll wäre, um eine Ausleitung zu machen. Der Körper kann Ausscheidungssymptome zeigen – wie Durchfall, Schwitzen, Zungenbelag usw.
Das ist ein Zeichen, dass die Selbstreinigung begonnen hat. Auch bei Müdigkeit, Depression oder Burnout lohnt sich der Einsatz. Auch lohnt sich die Verankerung der Symbolinformationen außerhalb des Körpers, z.B. um per Visualisierung die Informationsebene der Heilen Matrix zu stärken. Dazu stellen Sie sich einfach vor, wie sie mit der Lichtinformation des Symbols angefüllt wird.

TIPPS

- **Stoffliche Ausleitungsmittel unterstützen**
  Indem Sie das gewählte Symbol z.B. unter Algen, Zeolith, Bitterstoffe (Leber), Solidago (Nieren), Koriander oder phytotherapeutische Begleitmittel legen oder auf die Verpackung malen.
- **Für eine gute Erdung sorgen**
  Der Darm ist die „Erde" – legen Sie das „Erdensymbol" auf Ihren Bauch, und lassen Sie es in die Tiefen Ihrer Gedärme hineinfließen. Das Gleiche können Sie mit Mikroorganismen und Pilzen tun.
- **Die Atmosphäre reinigen**
  Das Element „Phosphor" kann besonders gut die Atmosphäre reinigen, indem Sie es z.B. bei Chemtrails in den Himmel bzw. die Chemtrailstreifen fluten lassen.
- **Abwehrkräfte stärken**
  Indem Sie die Symbole „Körperaktivierung" und „Abwehrkräfte-Kristall" speziell in die Abwehrzellen einspeichern.
- **Schutz vor Verunreinigung installieren**
  Indem Sie die Symbole „Schutz in alle Richtungen", „Magie", „Reprogrammierung" und „Bewusstsein" in die Aura strömen lassen und diese ganz damit auffüllen.

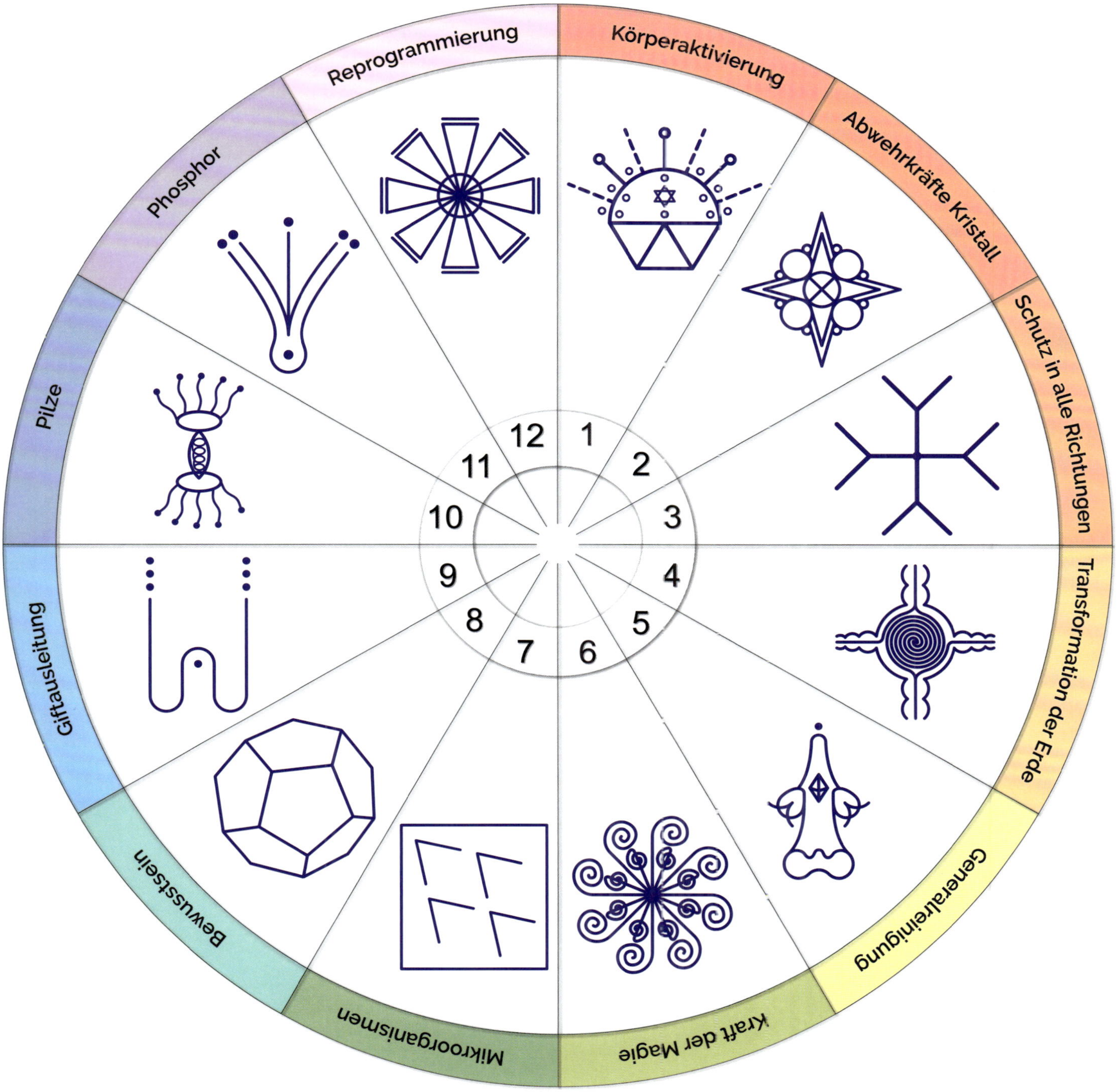
Körperaktivierung
Abwehrkräfte Kristall
Schutz in alle Richtungen
Transformation der Erde
Generalreinigung
Kraft der Magie
Mikroorganismen
Bewusstsein
Giftausleitung
Pilze
Phosphor
Reprogrammierung
1
2
3
4
5
6
7
8
9
10
11
12

Stoffwechsel

Funktion

Unter Stoffwechsel versteht man den Transport und die chemische Umwandlung von Stoffen in lebenden Organismen. Er dient der Energiegewinnung, dem Transport und der biochemischen Umwandlung der Nahrung, z.B. durch Enzyme, die chemische Reaktionen katalysieren. Dabei werden Moleküle mit spezifischen Aufgaben erzeugt und auch nicht weiter verwertbare Stoffwechselprodukte, die ausgeschieden werden: Anabolismus (Aufbau) und Katabolismus (Abbau). Bei den synthetisierten Produkten handelt es sich um Peptide bzw. Proteine, deren Struktur durch die DNA kodiert ist, sowie um Kohlenhydrate (z.B. Glykogen) oder Lipide (z.B. Cholesterin, Phospholipide). Im Organismus können Stoffwechselaktivitäten aus vielfältigen Gründen vermindert oder gesteigert sein.

Anwendungsweise

Dieses Chart gibt einen Überblick über wichtige Stoffwechselkreisläufe, ohne den Anspruch darauf, alles abzubilden, denn die Stoffwechselthematik ist äußerst komplex. Sie können das Chart im ersten Schritt als Diagnoseinstrument nutzen: „Welcher Stoffwechselbereich hat ein Defizit?" oder „Zu wie viel Prozent funktioniert dieser Stoffwechsel? (100 Prozent wären das Optimum.) Aus energetischer Sicht haben wir vier Schlüsselbegriffe: Es geht primär um Transformation, Optimierung, Harmonisierung und Beschleunigung der Funktionen in lebendigen Organismen. Testen Sie, zu wie viel Prozent diese vier Faktoren funktionieren. Testen Sie anschließend den Symbole-Pool, den Sie zur Verfügung haben (hier oder in Band 1 oder evtl. auch andere Symbolsysteme), und wählen Sie jene Symbole aus, die einen guten Einfluss haben können. Speichern Sie deren Energie dann per Visualisierung in alle Zwischenräume (Aura) der stofflichen Bestandteile des jeweiligen Stoffwechselsystems.
Unter einem gestörten oder reduzierten Stoffwechsel können alle Organe leiden. Es ergibt deshalb auch Sinn, sämtliche Organe bzw. Organsysteme bei gestörtem Stoffwechsel zusätzlich zu testen.

Bei Belastung fragen Sie, ob Sie ein oder mehrere Symbole auf den Organbereich (die Haut) aufmalen oder evtl. den Namen des Organs auf einen Zettel schreiben, das Symbol darübermalen und dann damit Wasserübertragungen machen sollen.

„Möge es hier so lange wirksam sein, wie es Sinn ergibt."

Einsatzgebiete

Optimierung der verschiedenen Stoffwechselkreisläufe. Bei Stoffwechselerkrankungen und träge werdenden Stoffwechselfunktionen. Bei gestörter Genexpression und dem darauf folgenden Aminosäurenmangel. Bei Symptomen, wo Sie einen Zusammenhang mit einem gestörten Stoffwechsel testen.

TIPPS

- **Zirbeldrüse aktivieren**
  Das Organ, das am meisten für Transformation und Wandel steht, ist die Zirbeldrüse. Lassen Sie mit der Vorstellung „violettes Licht" hineinfließen, und stellen Sie sich vor, wie von dort aus die Energie in den betreffenden Stoffwechsel mit all seinen stofflichen und nichtstofflichen Strukturen hineinflutet.
- **Symbol „Enzyme für Beschleunigung und Aktivierung"**
  Installieren Sie mit Ihrer Vorstellung die Lichtkraft dieses Symbols in die Aura-Räume um alle stofflichen Strukturen herum, die diesen Stoffwechsel ausmachen.

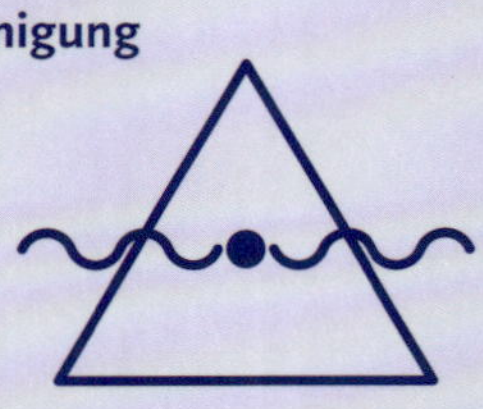

- **Spezifische Zahlenfrequenzen testen**
  Stellen Sie mithilfe der Testliste „Zahlenschlüssel" eine spezifische Zahlenfrequenz in Form einer Zahlenreihe her, die Sie dann in alle miteinander verbundenen Stoffwechselsysteme einfluten lassen, oder schreiben Sie den Namen des Stoffwechsels auf einen Zettel, und malen Sie die Zahlenreihe darüber. Anschließend auf Wasser oder unarzneiliche Globuli speichern und einnehmen.

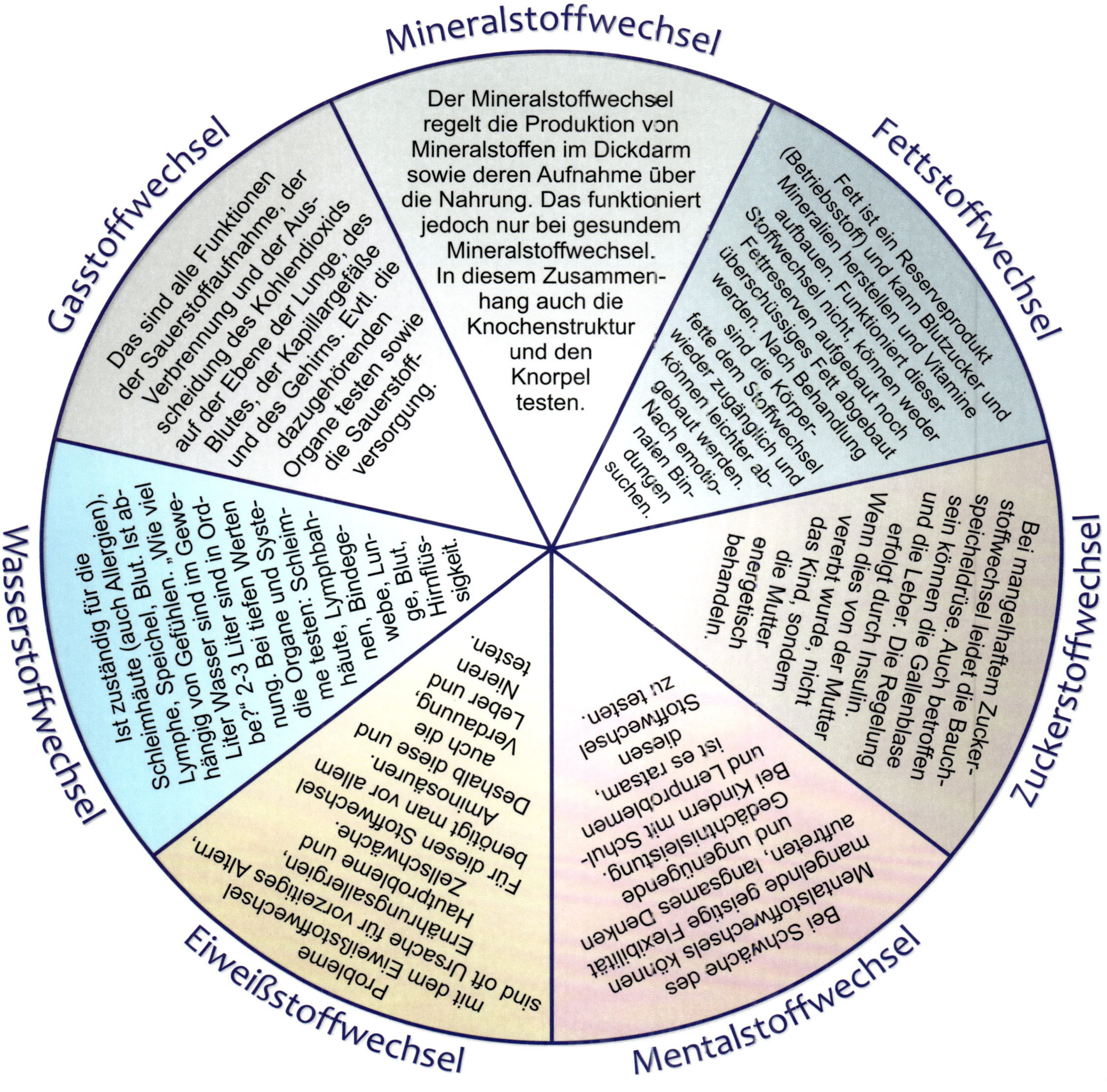
Mineralstoffwechsel
Der Mineralstoffwechsel regelt die Produktion von Mineralstoffen im Dickdarm sowie deren Aufnahme über die Nahrung. Das funktioniert jedoch nur bei gesundem Mineralstoffwechsel. In diesem Zusammenhang auch die Knochenstruktur und den Knorpel testen.
Fettstoffwechsel
Fett ist ein Reserveprodukt (Betriebsstoff) und kann Blutzucker und Mineralien herstellen und Vitamine aufbauen. Funktioniert dieser Stoffwechsel nicht, können weder Fettreserven aufgebaut noch überschüssiges Fett abgebaut werden. Nach Behandlung sind die Körperfette dem Stoffwechsel wieder zugänglich und können leichter abgebaut werden. Nach emotionalen Bindungen suchen.
Zuckerstoffwechsel
Bei mangelhaftem Zuckerstoffwechsel leidet die Bauchspeicheldrüse. Auch betroffen sein können die Gallenblase und die Leber. Die Regelung erfolgt durch Insulin. Wenn dies von der Mutter vererbt wurde, nicht das Kind, sondern die Mutter energetisch behandeln.
Mentalstoffwechsel
Bei Schwäche des Mentalstoffwechsels können mangelnde geistige Flexibilität, langsames Denken und ungenügende Gedächtnisleistung auftreten. Bei Kindern mit Schul- und Lernproblemen ist es ratsam, diesen Stoffwechsel zu testen.
Eiweißstoffwechsel
Probleme mit dem Eiweißstoffwechsel sind oft Ursache für vorzeitiges Altern, Ernährungsallergien, Hautprobleme und Zellschwäche. Für diesen Stoffwechsel benötigt man vor allem Aminosäuren. Deshalb diese und auch die Verdauung, Leber und Nieren testen.
Wasserstoffwechsel
Ist zuständig für die Schleimhäute (auch Allergien), Lymphe, Speichel, Blut. Ist abhängig von Gefühlen. „Wie viel Liter Wasser sind im Gewebe?“ 2-3 Liter sind in Ordnung. Bei tiefen Werten die Organe und Systeme testen: Schleimhäute, Lymphbahnen, Bindegewebe, Lunge, Blut, Hirnflüssigkeit.
Gasstoffwechsel
Das sind alle Funktionen der Sauerstoffaufnahme, der Verbrennung und der Ausscheidung des Kohlendioxids auf der Ebene der Lunge, des Blutes, der Kapillargefäße und des Gehirns. Evtl. die dazugehörenden Organe testen sowie die Sauerstoffversorgung.

Periodensystem

Funktion

Das Periodensystem dient uns zum Auffinden von „versteckten“ Giften im Gehirn. Manchmal ist ein Stoff im Gehirn an einen oder mehrere andere Stoffe gebunden, nach dem Motto „gemeinsam sind wir stark“, und sie lassen sich nicht so leicht lösen und ausleiten. Wir schicken dann einen „Identifizierungsauftrag“ für schädliche Substanzen in unserem Gehirn an unser Hohes Selbst (ca. 50 Zentimeter über dem Scheitel vorstellen). Das Hohe Selbst wird uns dann zeigen bzw. testen lassen, welche Substanzen im Periodensystem eine Bindung im Gehirn haben. Das ist besonders interessant bei Symptomen wie Vergesslichkeit, Demenz und nervösen Beschwerden – oder auch einfach vorbeugend.

Anwendungsweise

Testen Sie jede Zeile im Periodensystem mit der Frage: Ist aus dieser Zeile ein Element im Gehirn gespeichert? Wenn ja, finden Sie das Element heraus. Fragen Sie anschließend, zu wie vielen Teilen der Stoff vorliegt, d. h. an einen anderen Stoff gebunden ist (meist 1 bis 5 Teile). Notieren Sie das so wie hier:

$$HgCl_2$$

$HgCl_2$ bedeutet z.B., dass ein Teil Quecksilber an zwei Teile Chlor gebunden ist. Es ergibt sich quasi eine Summenformel wie in der Chemie. Schreiben Sie diese Formel anschließend zusammen mit dem Wort „Bindung“ auf einen Zettel, und malen Sie ein Doppel-Ypsilon (Kraft in alle Richtungen) darüber.

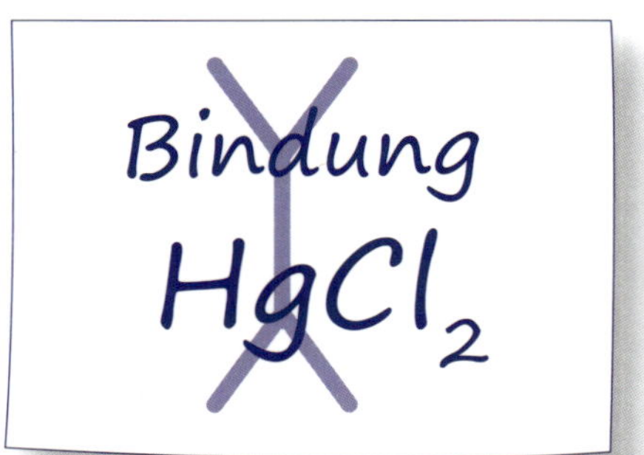

Machen Sie eine Wasserübertragung, und leiten Sie damit die Stoffe aus dem Gehirn aus. Testen Sie, wie oft und wie lange insgesamt.

Alternativ oder zusätzlich können Sie sich die getestete Formel „wie ein starkes Licht“ vorstellen, das Sie in einer meditativen Grundhaltung in alle Areale des Gehirns einfließen lassen. Stellen Sie sich vor, wie alles, was hier dunkel erscheint (= niedrige Schwingung) mit dieser lichtvollen Energie „überschrieben“ wird.

Einsatzgebiete

Im Prinzip alle Giftbelastungen, wenn unklar ist, ob sich Toxine im Gehirn verstecken. Bei allen vermuteten Erkrankungen des Gehirns, aber auch einfach alltäglichen Konzentrations- oder Befindlichkeitsstörungen; auch Haarausfall oder regelmäßigen Kopfschmerzen, Verhaltensstörungen, motorischen oder geistigen Beeinträchtigungen, allen Formen von Demenz, Schwindel und Brainfog. Immer testen, ob die Arbeit mit dem Periodensystem für Ihren Fall sinnvoll ist. Achtsam und nicht bei Verdacht auf manifeste psychische Erkankungen wie Borderline u.Ä. anwenden.

TIPPS

- **Rezeptoren mit Positivem besetzen**
  Besetzen Sie nach dieser Ausleitung die von Giftstoffen frei gewordenen Rezeptoren mit Qualitäten wie Freiheit, Freude, Liebe, Zuversicht, Schönheit, Sanftmut ... Visualisieren Sie, wie dies geschieht. Es dürfen auch mehrere positive Qualitäten pro Rezeptor sein. Testen Sie nach, ob die Rezeptoren zu 100 Prozent mit den positiven Qualitäten besetzt sind. Fragen Sie, ob Sie die Visualisierung wiederholen sollen.
- **Geistige Reinigungen**
  Neben der stofflich-energetischen Reinigung hat die geistige Reinigung die stärkste Kraft. Am meisten halten wir Gifte und „Seelenmüll“ durch die Emotionen Wut, Bewertungen, Vorwürfe, Selbstvorwürfe und Unklarheit (energetische Verschmutzung) fest. Bei Wut und Ärger stellen Sie sich vor, wie Sie das über die Wirbelsäule „abdampfen“ lassen. Stellen Sie sich dazu vor, wie Sie Ventile links und rechts der Wirbel entlang der kompletten Wirbelsäule öffnen und zusehen/fühlen, wie der Druck abgeht, bis er ganz aufhört. Dann Ventile wieder schließen.

Nicht-metalle	Alkali-metalle	Metalle	Edelgase	Übergangs-metalle
Lanthanoide	Halb-metalle	Erdalkali-metalle	Actinoide	Halogene

1 **H** Wasserstoff																	2 **He** Helium
3 **Li** Lithium	4 **Be** Beryllium											5 **B** Bor	6 **C** Kohlenstoff	7 **N** Stickstoff	8 **O** Sauerstoff	9 **F** Fluor	10 **Ne** Neon
11 **Na** Natrium	12 **Mg** Magnesium											13 **Al** Aluminium	14 **Si** Silizium	15 **P** Phosphor	16 **S** Schwefel	17 **Cl** Chlor	18 **Ar** Argon
19 **K** Kalium	20 **Ca** Calcium	21 **Sc** Scandium	22 **Ti** Titan	23 **V** Vanadium	24 **Cr** Chrom	25 **Mn** Mangan	26 **Fe** Eisen	27 **Co** Cobalt	28 **Ni** Nickel	29 **Cu** Kupfer	30 **Zn** Zink	31 **Ga** Gallium	32 **Ge** Germanium	33 **As** Arsen	34 **Se** Selen	35 **Br** Brom	36 **Kr** Krypton
37 **Rb** Rubidium	38 **Sr** Strontium	39 **Y** Yttrium	40 **Zr** Zirconium	41 **Nb** Niobium	42 **Mo** Molybdän	43 **Tc** Technetium	44 **Ru** Ruthenium	45 **Rh** Rhodium	46 **Pd** Palladium	47 **Ag** Silber	48 **Cd** Cadmium	49 **In** Indium	50 **Sn** Zinn	51 **Sb** Antimon	52 **Te** Tellur	53 **I** Iod	54 **Xe** Xenon
55 **Cs** Caesium	56 **Ba** Barium	57 **La** Lanthan	72 **Hf** Hafnium	73 **Ta** Tantal	74 **W** Wolfram	75 **Re** Rhenium	76 **Os** Osmium	77 **Ir** Iridium	78 **Pt** Platin	79 **Au** Gold	80 **Hg** Quecksilber	81 **Tl** Thallium	82 **Pb** Blei	83 **Bi** Bismut	84 **Po** Polonium	85 **At** Astat	86 **Rn** Radon
87 **Fr** Francium	88 **Ra** Radium	89 **Ac** Actinium	104 **Rf** Rutherfordium	105 **Db** Dubnium	106 **Sg** Seaborgium	107 **Bh** Bohrium	108 **Hs** Hassium	109 **Mt** Meitnerium	110 **Ds** Darmstadtium	111 **Rg** Roentgenium	112 **Cn** Copernicium	113 **Nh** Nihonium	114 **Fl** Flerovium	115 **Mc** Moscovium	116 **Lv** Livermorium	117 **Ts** Tennessine	118 **Og** Oganesson

58 **Ce** Cer	59 **Pr** Praseodym	60 **Nd** Neodym	61 **Pm** Promethium	62 **Sm** Samarium	63 **Eu** Europium	64 **Gd** Gadolinium	65 **Tb** Terbium	66 **Dy** Dysprosium	67 **Ho** Holmium	68 **Er** Erbium	69 **Tm** Thullium	70 **Yb** Ytterbium	71 **Lu** Luthetium
90 **Th** Thorium	91 **Pa** Protactinium	92 **U** Uranium	93 **Np** Neptunium	94 **Pu** Plutonium	95 **Am** Americium	96 **Cm** Curium	97 **Bk** Berkelium	98 **Cf** Californium	99 **Es** Einsteinium	100 **Fm** Fermium	101 **Md** Mendelevium	102 **No** Nobelium	103 **Lr** Lawrencium

Spaltungen

Funktion

Dieses Testchart ist ein Messschema für sogenannte „Spaltungen“ und deren emotionale Entsprechungen. Spaltungen können Zustände der Desintegration von (Seelen-)Anteilen sein, eine nicht vorhandene Ganzheit, in zwei Teile gespaltene Situationen, Im-Zwiespalt-Sein, Sowohl-als-auch-Konflikte oder Ja-aber-wenn-Situationen, zwischen zwei Stühlen sitzen und Ähnliches. Das entspricht in etwa dem Begriff der „Dissoziation“ in der Psychotherapie. Es kann bedeuten, dass ungeliebte Anteile verdrängt und abgespalten wurden, z.B. aufgrund eines Traumas oder durch (familiäre oder gesellschaftliche) Manipulation.

Anwendungsweise

Über dieses Chart kann man durch Testung ermitteln, um das Wievielfache etwas abgespalten/dissoziiert ist. Z.B. bedeutet der Wert -7 eine siebenfache Spaltung. Der Wert der ermittelten Spaltung deckt auf, wie oft etwas miteinander „verschmolzen“ werden muss, damit es wieder in die Ganzheit zurückgeführt werden kann. Im Beispiel haben wir es bei -7 mit einer Opferhaltung zu tun, und diese muss dann siebenmal verschmolzen werden, bis sich der Messwert bei der Nachtestung über die Null bewegt.
Die Anweisung lautet, während Sie eine Rechtsdrehung mit Tensor, Pendel oder geistig vollziehen, „Verschmelzen, verschmelzen ...“, während Sie Ihren Blick auf der Emotion halten. Ziel ist es, mindestens die Null-Harmonie zu erreichen oder mit weiteren geeigneten Einflüssen (z.B. Symbolen) in den Plusbereich zu kommen (siehe Universalmessscheibe S. 5).
Sollten sich nach dieser Aktion immer noch Spaltungen zeigen, können Sie noch einmal linksdrehend zum Ursprung zurückgehen, diesmal aber mit einer ausgetesteten blockierenden Emotion, die Sie z.B. in den Tabellen „Wirbelsäule – Psyche“, „Gefühlsmandala“ (Band 1), in der Gefühlstabelle „Symbole Zeitlinien Blockaden“ oder in einer anderen Emotionenliste außerhalb dieses Buches finden können. Suchen Sie sich anschließend eine positive Affirmation heraus, und drehen Sie diese rechtsdrehend in das System ein. Anschließend noch mal testen, ob jetzt alle Spaltungen behoben sind.

Einsatzgebiete

Ein Thema, eine Erkrankung, eine Situation, etwas, mit dem man einfach nicht weiterkommt, unter Umständen über eine lange Zeit hinweg. Wenn man das Gefühl hat, „neben sich zu stehen“, oder dass irgendetwas (Seelenteile) fehlt. Dass etwas nicht integriert und ganz tief versteckt ist, an das man nicht herankommt. Wenn man schon lange und immer wieder an Themen/Blockaden gearbeitet hat (das Mutter-Vater-Thema taucht z.B. bei verschiedenen Therapien immer wieder auf). Psychische Zustände, bei denen man Angst hat, noch tiefer abzurutschen.

Vorsicht: Wir ersetzen keinen Arzt oder Psychotherapeuten!

TIPPS

- **Geduld und Mitgefühl für sich selbst**
  Das Ziel ist es, mit der Bereinigung von Spaltungen zumindest die Null-Harmonie zu erreichen. Die Erfahrung zeigt jedoch, dass das manchmal nicht sofort gelingt. Dann ein andermal in Ruhe wiederholen. Bitte erzwingen Sie nichts, das ist eher kontraproduktiv. Entwickeln Sie ein positives Mitgefühl und im besten Fall Liebe für sich selbst und Ihren bisherigen Weg.
- **Von der Null in den positiven Bereich**
  Wenn Sie mindestens die Null erreicht haben, können Sie aus den Ihnen bekannten Heilimpulsen (Symbole, Farben, Affirmationen usw.) geeignete austesten und diese über der Universalmessscheibe rechtsdrehend einschwingen. Dann nachtesten, wie viel Prozent Sie im positiven Bereich mit dieser Maßnahme erreichen konnten.
- **Engel um Hilfe bitten**
  Bei hartnäckigen Störungen bzw. Spaltungsthemen denken Sie daran: Wenn nichts mehr zu helfen scheint, gibt es immer noch die Bitte an die Engel, dass sie weiterhelfen mögen, oder ganz einfach ein Gebet.

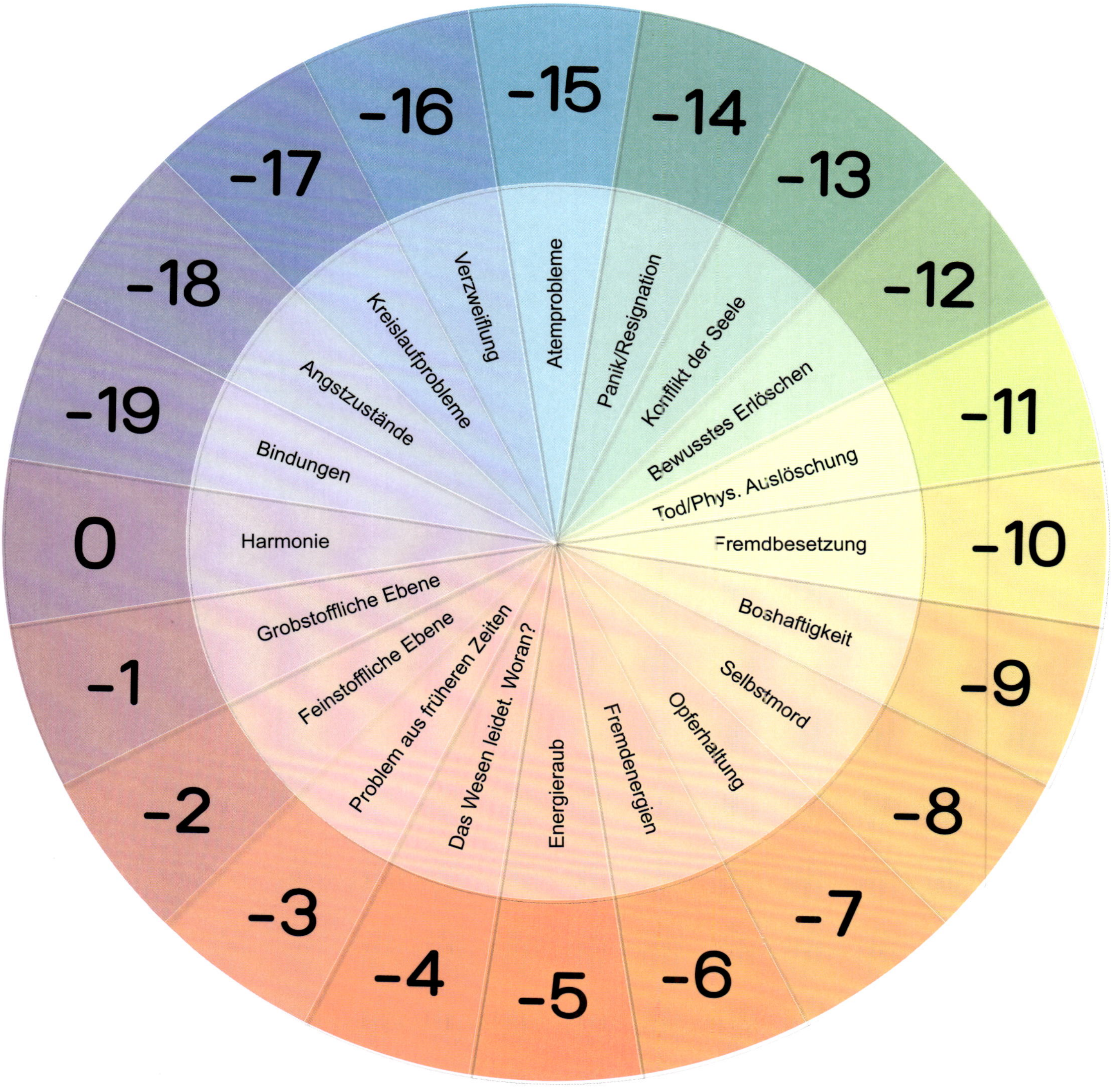
0
Harmonie
-1
Grobstoffliche Ebene
-2
Feinstoffliche Ebene
-3
Problem aus früheren Zeiten
-4
Das Wesen leidet. Woran?
-5
Energieraub
-6
Fremdenergien
-7
Opferhaltung
-8
Selbstmord
-9
Boshaftigkeit
-10
Fremdbesetzung
-11
Tod/Phys. Auslöschung
-12
Bewusstes Erlöschen
-13
Konflikt der Seele
-14
Panik/Resignation
-15
Atemprobleme
-16
Verzweiflung
-17
Kreislaufprobleme
-18
Angstzustände
-19
Bindungen

Blockaden

Funktion

Dieses Testchart enthält eine Übersicht über mögliche Blockaden auf der Ursachenebene von Symptomen im körperlichen, emotionalen oder situativen Bereich. Diese können das komplette Energiesystem, die Heilung oder unsere allgemeine Weiterentwicklung behindern. Mithilfe dieses Testcharts lassen sich die Blockaden durch Testung aufdecken und mit verschiedenen Methoden transformieren. Das setzt blockierte Energie wieder frei und lässt unsere DNA „entspannter" arbeiten. Es hilft uns, besser regenerieren zu können und offener zu sein für eine positive Grundhaltung zum Leben, für Wertschätzung, Mitgefühl und Dankbarkeit, was unsere Schwingungsfrequenz immer mehr erhöht und positive Erlebnisse anzieht.

Anwendungsweise

Setzen Sie eine Intention bzw. formulieren Sie ein Anliegen, und testen Sie dann zunächst im Kreis die Art der Blockade. Testen Sie dann den Grad bzw. die Intensität des Zustands. Z.B. hießen 100 Prozent, die Blockade hat Sie quasi vollständig erfasst, 10 Prozent bedeuten, sie wirkt im Augenblick relativ wenig auf Sie ein.
Beginnen Sie mit der Blockade, die von der Intensität her am höchsten testet. Sie können auch einfach mit Blick auf die Zahlen zwischen 1 und 20 fragen: Welche Zahl brauche ich zwischen 1 und 20? Wenn dann z.B. 15 herauskommt, schauen Sie nach, um welche Art der Blockade es sich handelt; hier z.B. um das Thema Eifersucht (was nicht unbedingt spürbar sein muss). Testen Sie anschließend eine geeignete energetische Maßnahme aus: Körbler'sches Zeichen (Band 1), Symbol der Heiligen Geometrie, Symbole aus aller Welt, eine Farbe, eine Heilzahl usw., und malen oder visualisieren Sie die Maßnahme auf den Blockadenbegriff.
Testen Sie anschließend geeignete Verfahren zur Übertragung der Information: auf Wasser, auf ein Foto legen, in die Aura/Chakra speichern, in den Körper einfließen, auf Kristall oder Ähnliches fließen lassen.
Dann die Dauer testen: Wie viele Tage oder Wochen oder gar Monate soll die Maßnahme wirken bzw. regelmäßig übertragen werden?

Einsatzgebiete

Ein Thema, eine Erkrankung, eine Situation, etwas, mit dem man einfach nicht weiterkommt, kann an einer „Basics-Blockade" liegen. Wenn Sie vielleicht schon länger mit der Lösung von Glaubenssätzen bzw. belastenden Emotionen gearbeitet haben, dann kommen Sie mit dieser Liste unter Umständen an grundlegende Ursachenebenen heran. Wir empfehlen bei Beschwerden und Symptomen oder Vorhaben, die nicht vorangehen, immer auch, diese Blockadenliste in Bezug auf das Anliegen zu testen. Zusätzlich oder variierend können Sie auch andere Ihnen bekannte Testlisten (z.B. „Wirbelsäule – Psyche" in Band 1) für die weiterführende Arbeit zur Lösung von vorhandenen Blockaden und Glaubensmustern nutzen.
Diese Testliste ist eher dazu da, erst einmal die richtige Spur zu finden, wo sich die emotionale Ursache für die Beschwerden befinden könnte, um von dort aus in die richtige Richtung bzw. mit zusätzlichen Emotionenlisten noch tiefer zu testen.

TIPPS

- **Annehmen, was ist**
  Ziel der Liste ist es nicht, dass Sie sich angesichts der aufgefundenen Blockade schuldig machen, und auch nicht, dass Sie jetzt diese Blockade unbedingt „loshaben" müssen. Es dient der Erkenntnis dessen, was nun einmal in Ihnen wirkt, und dann können Sie in Ruhe die geeigneten Maßnahmen ergreifen. „Annehmen, was ist", ist der erste Schritt der Heilung, in Liebe und Gnade zu dem, was Sie nun einmal sind, nämlich eine wunderschöne Seele.
- **Kollektive Resonanzen**
  Viele Blockaden „gehören" nicht unbedingt Ihnen allein. Sie sind vielleicht von Ihren Vorfahren übernommen oder stammen aus unserem kollektiven Feld. Hier ist es dann vielleicht nicht besonders durchgreifend, nur für das Individuum zu arbeiten. Testen Sie, ob es auch ein Kollektivthema ist. Wenn ja, strömen Sie die Energie in sich selbst oder die betroffene Person hinein und parallel dazu auch in das Kollektivfeld oder die betroffene Personengruppe (z.B. Ahnen).

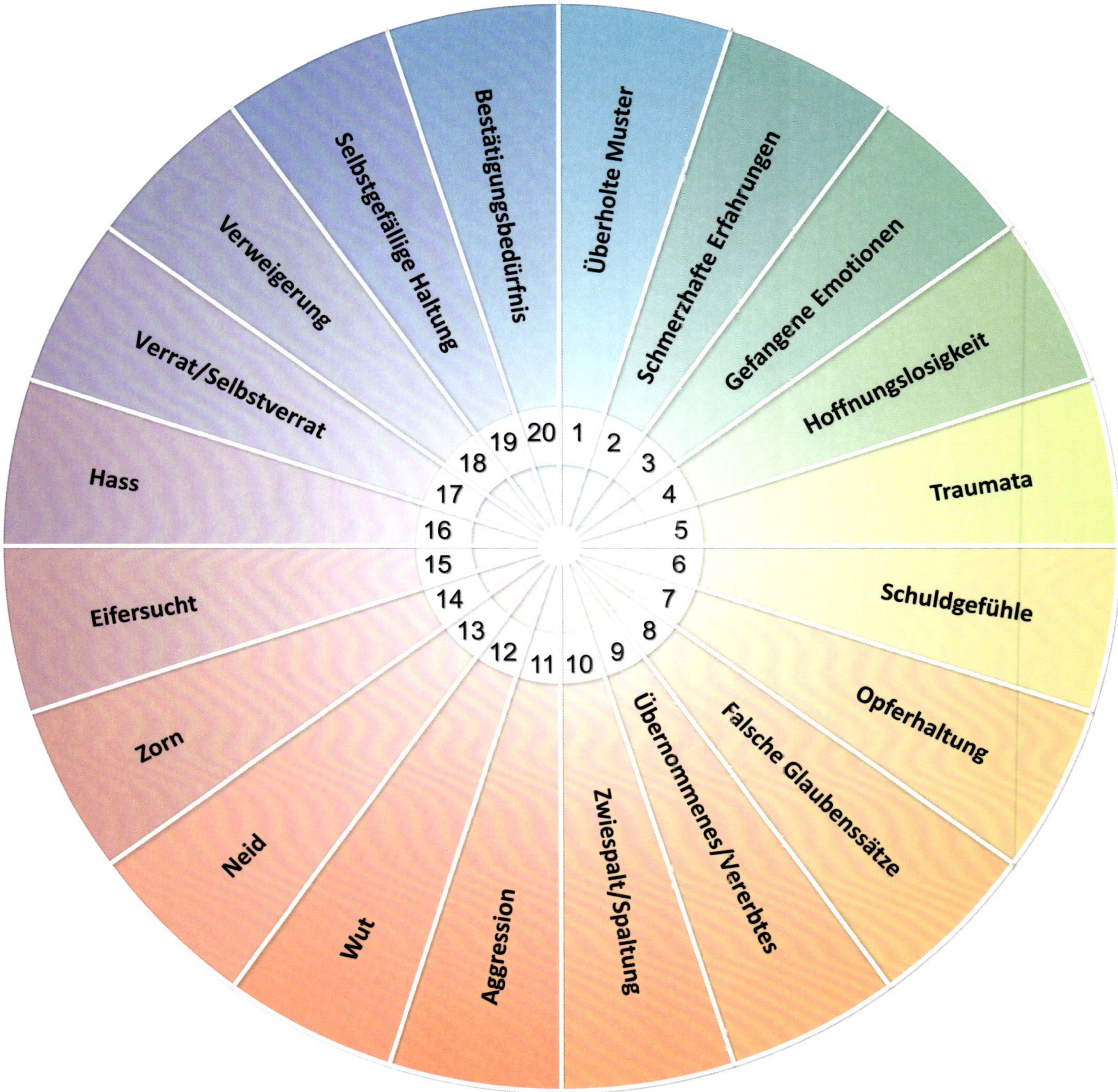
1 Überholte Muster
2 Schmerzhafte Erfahrungen
3 Gefangene Emotionen
4 Hoffnungslosigkeit
5 Traumata
6 Schuldgefühle
7 Opferhaltung
8 Falsche Glaubenssätze
9 Übernommenes/Vererbtes
10 Zwiespalt/Spaltung
11 Aggression
12 Wut
13 Neid
14 Zorn
15 Eifersucht
16 Hass
17 Verrat/Selbstverrat
18 Verweigerung
19 Selbstgefällige Haltung
20 Bestätigungsbedürfnis

Maße der Ganzheit

Funktion

Was ist Ganzheit? Wir verstehen darunter einen vollkommenen Zustand, die Harmonie von Dingen, Situationen der emotionalen oder gedanklichen Ebene, oder auch die Vollständigkeit. Dieser Zustand der Balance wird mit dem Göttlichen und der Schöpfung in Zusammenhang gebracht und in diesem Chart von der Zahl 7 repräsentiert. Messen wir einen Zustand mit Grad 7, ist die Situation aus einer höheren Perspektive heraus völlig in Ordnung, auch wenn sie sich nicht so anfühlen sollte. Dann einfach noch etwas warten und nicht unbedingt gleich etwas verändern wollen. Wenn es z.B. um ein Gewebe geht, ist es vollkommen gesund im ganzheitlichen Sinne oder in seiner Energie, perfekt in seiner Selbstheilungskraft oder optimal regenerationsfähig. Diese Testscheibe ist z.B. nützlich als Kontrollinstrument, um nach energetischen/therapeutischen Maßnahmen einen Fortschritt anzeigen zu lassen bzw., um zu sehen, wo sich der Mensch/das Thema jetzt befindet.

Anwendungsweise

Um mit diesem Messschema zu arbeiten, eichen Sie sich optimalerweise zunächst erst einmal grundsätzlich. Und zwar in der Weise, dass Sie wissen: Wenn eine Situation perfekt in Harmonie ist, sich also in der Ganzheit befindet, wird sie genau mit 7 erfasst. Es reicht aus, diese Eichung einfach gedanklich stattfinden zu lassen. Beginnen Sie Ihre Testung zunächst mit der oberen kleineren Scheibe. Setzen Sie eine Intention, und erfassen Sie den Zustand, den Stand der Dinge bzw. die Energie während eines Prozesses von 1 bis 14. Ein „In Ordnung“ sollte sich mindestens zwischen 6 und 7 bewegen.

Wenn es nicht genau 7 ist, dann arbeiten Sie mit der unteren Scheibe weiter, um differenziertere Grade zu erfahren, die den Fortschritt einer Maßnahme oder eines Zustands noch genauer anzeigen. Es gibt auch Zustände, die gerade noch so in Ordnung sind, jedoch nicht ganz perfekt. Das könnte man mit dem Körbler'schen Grad 4 (oder auch Vektor 4, vgl. Band 1) vergleichen. Man kann das differenzierter in Erfahrung bringen, wenn man mit den Maßen der Ganzheit arbeitet.

Einsatzgebiete

Immer wenn Sie eine Situation, einen Prozess, aber auch eine eingeleitete therapeutisch-energetische Maßnahme bewerten möchten.

Hat es eine Wandlung gegeben oder sogar einen Rückschritt? Dann können Sie Ihre heilerischen Maßnahmen entsprechend anpassen (andere Symbole, andere Übertragungsmaßnahmen, Farben, manuelle Therapie, Essenzen usw.). Fragen Sie auch ab, ob der Klient überhaupt in einer Heilungsbereitschaft ist. Oder ob Sie der richtige Therapeut sind, es die passende Zeit für die Behandlung ist. Auch Was-wäre-wenn-Fragen können Sie testen: Welchen Grad von 1 bis 14 hätte es grundsätzlich, wenn ich in dieses Haus ziehe, dieses Projekt verfolge usw.?

Beispiel: Ich schaffe es nicht, dass mein Internetzugang angeschlossen wird. Immer kommt etwas dazwischen. Mit Blick auf die kleine obere Scheibe teste ich „10 – Verdrängung“, ich verdränge anscheinend in Bezug auf mein nicht vorangehendes Thema etwas. Um Näheres zu erfahren, teste ich in der unteren Scheibe „7,8 – Zufriedenheit“. Ich soll also mehr Zufriedenheit in den ganzen Prozess hineinbringen, dann klappt es schon. Fühlt sich gut an. Ich könnte zusätzlich noch fragen, welche Symbolenergie mich evtl. energetisch noch unterstützen könnte. Aus „Symbole aus aller Welt“ das Symbol Auge des Horus. Prima, danke!

TIPPS

- Nutzen Sie diese Scheiben als Erkenntnisinstrument, ob sich mit Ihrer oder einer anderen Maßnahme etwas in Bewegung gesetzt hat bzw. in Wandlung ist. Im Zustand zwischen 6 und 7 tut man nichts weiter und beobachtet einfach, weiß dann aber, es befindet sich etwas im Prozess. Bei allen anderen Zuständen kann man schauen, was zu tun ist, und mit individuellen Maßnahmen an einer Situation arbeiten.
- Eine sehr gute Ergänzung ist die Arbeit mit der Universalmessscheibe, unter Umständen unter Einbeziehung des Messschemas „Spaltungen“. So bleibt kein Zustand mehr verborgen.

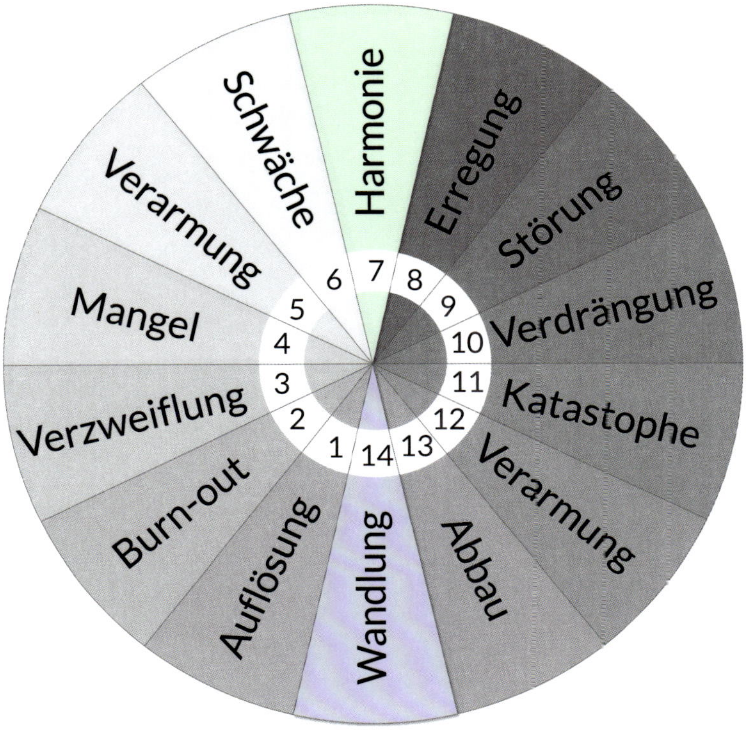
Harmonie
Erregung
Störung
Verdrängung
Katastophe
Verarmung
Abbau
Wandlung
Auflösung
Burn-out
Verzweiflung
Mangel
Verarmung
Schwäche
1
2
3
4
5
6
7
8
9
10
11
12
13
14

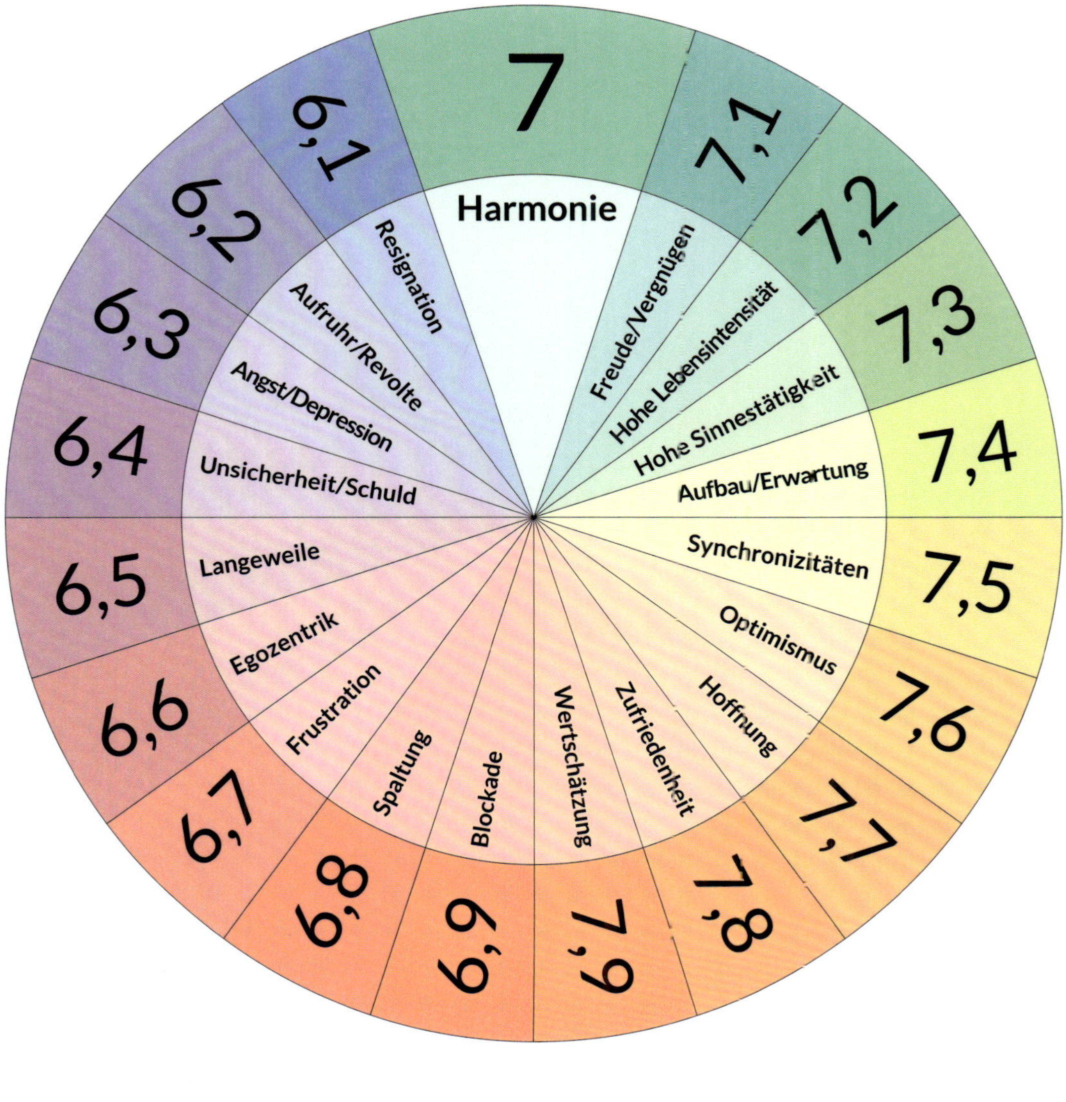
7
7,1
7,2
7,3
7,4
7,5
7,6
7,7
7,8
7,9
6,9
6,8
6,7
6,6
6,5
6,4
6,3
6,2
6,1
Harmonie
Freude/Vergnügen
Hohe Lebensintensität
Hohe Sinnestätigkeit
Aufbau/Erwartung
Synchronizitäten
Optimismus
Hoffnung
Zufriedenheit
Wertschätzung
Blockade
Spaltung
Frustration
Egozentrik
Langeweile
Unsicherheit/Schuld
Angst/Depression
Aufruhr/Revolte
Resignation

Energetische Ströme

Funktion

Mit dieser Schautafel lassen sich über eine Zuordnung zu den entsprechenden Wirbeln bzw. zu bestimmten Wirbelsäulenabschnitten energetische Ströme zu den Nervenzentren, dem Vegetativum und zu den Organsystemen austesten. Zweck ist es, den Grad der Energieversorgung in dem zugeordneten Gebiet einschätzen zu können, denn eine energetische Unterversorgung führt oft zu Krankheiten. Sie können durch Testen die Menge an Energie z.B. in Prozent herausfinden.

100 Prozent hießen, die Energieversorgung in diesem Gebiet ist optimal, 50 Prozent mittel, 10 Prozent sehr wenig mit Energie versorgt usw. In vielen Gebieten herrscht ein Mangel an Energie. Durch anschließendes Austesten von geeigneten Maßnahmen (z.B. Symbole) lässt sich die Energieversorgung verbessern. Auf der Ursachenebene können z.B. Blockaden für einen mangelhaften Energiefluss verantwortlich sein. Sie können dann mit dem Test-Chart „Blockaden“ weiterarbeiten.

Anwendungsweise

Mit Konzentration auf die linke Spalte:

- Wie viel Nervenenergie (in Prozent) habe ich am Atlas?
- Wie viel Nervenenergie habe ich am Steißbein?
- Oder nach den Farbzuordnungen: Wie viel Energie habe ich in diesem Abschnitt?
- In welchem Wirbel gibt es ein Problem oder eine Blockade?

2. Spalte von links:

- Wie viel Nervenenergie habe ich in diesem Nervenzentrum (alle fünf der Reihe nach abfragen)?
- In welchem Nervenzentrum gibt es eine Blockade?

3. Spalte von links:

- Wie viel Energie hat das vegetative Energiesystem insgesamt zur Verfügung?
- Wie viel Energie haben Solarplexus, Eingeweideplexus und Unterbauchplexus zur Verfügung?

Mit Konzentration auf die rechte Spalte Organismus/ Energieverbraucher:

- Welches Organ hat einen Mangel an Energie bzw. zu wenig Energieversorgung?

Einsatzgebiete

Da es bei Beschwerden und Symptomen immer auch um den Fluss der Energie geht, lohnt es sich, dieses Chart neben anderen Arbeitscharts heranzuziehen, um eine energetische Diagnose zu erstellen. Nach dem Einsatz von Heilimpulsen (Symbole, Farben, Affirmationen, Blockaden lösen usw.) können Sie damit kontrollieren, ob sich der Energiefluss verbessert hat.

Die Wirbelsäule ist mit den daraufliegenden Chakren und ihren Verbindungen zu allen Meridianen unsere Haupt-Energieflussachse. Ist hier etwas energetisch gestört, können alle Systeme des biologischen Körpers im Ungleichgewicht sein. Deshalb würden wir empfehlen, neben der direkten Bemalung dieses Charts mit Symbolen und u.U. mit Text bzw. Affirmationen (= radionische Einwirkung/Besendung) auch immer Meridian-Testlisten zu nutzen und zusätzlich Organe oder Organsysteme neben dem Nervensystem zu testen und anschließend mit der Beeinflussung durch Symbole weiterzumachen.

TIPPS

- Hilfreich kann auch die zusätzliche Verwendung der Schautafel „Wirbelsäule – Psyche“ und/oder die Schautafel „Wirbelsäule – Organe“ aus Band 1 sein. Denn jedes Symptom enthält eine Botschaft für eine Lektion bzw. eine Lernaufgabe. Verstehen wir die Ursache und ermitteln den falschen Glaubenssatz, können wir diesen z.B. mittels Wasserinformation transformieren, und dann kann sich das Symptom verabschieden.
- Wenn Sie wissen wollen, in welcher Weise Sie das oder die ausgetesteten Symbole am besten einsetzen sollen, empfehlen wir die Tabelle „Einsatzmöglichkeiten der Symbole“ aus Band 1.
  Diese Schautafel eignet sich auch als Radionik-Chart (siehe Seite 39), d. h., Sie können geistig-energetische Besendungen auch direkt in die Abbildung hinein vornehmen.

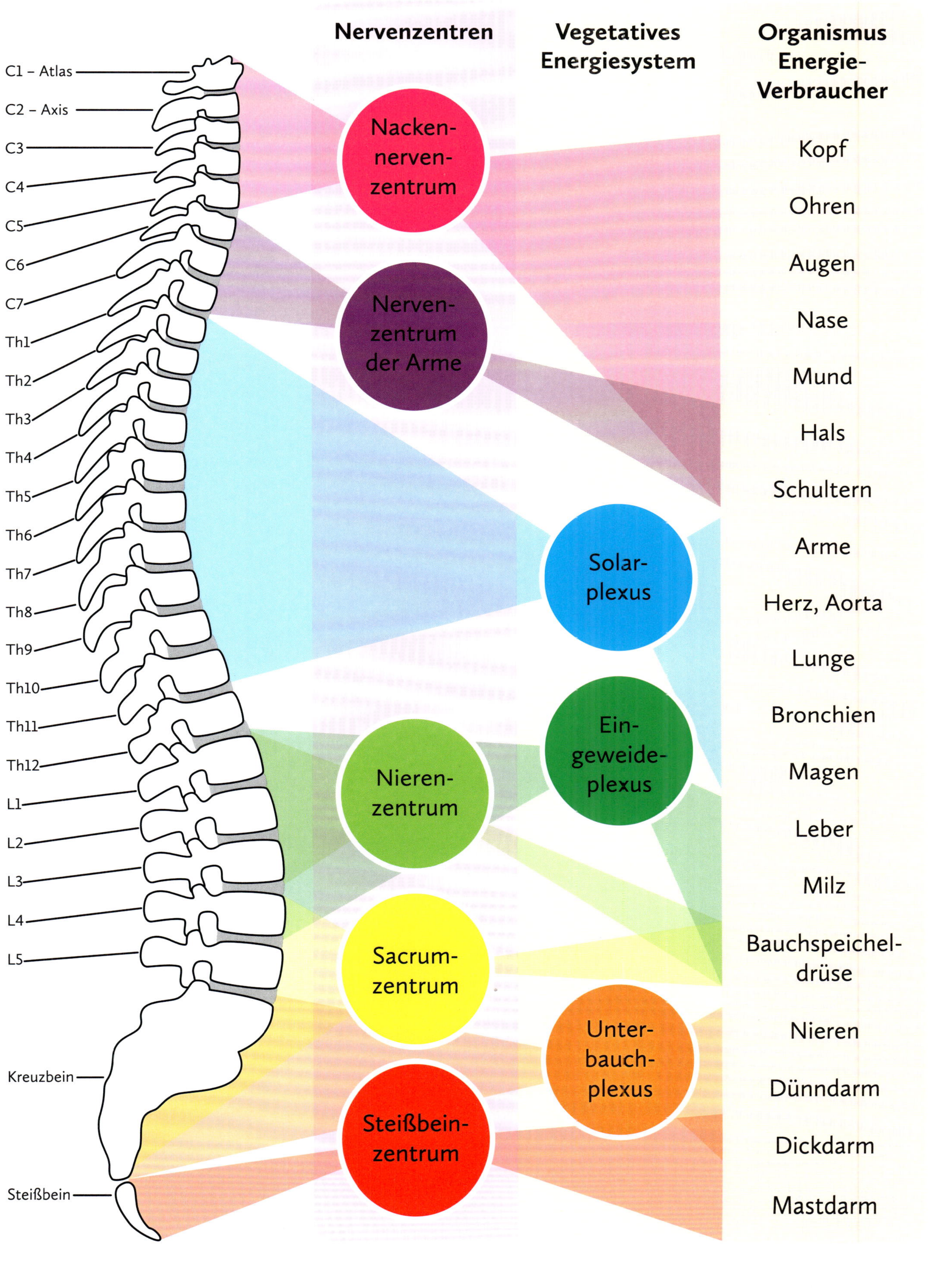
Nervenzentren
Vegetatives Energiesystem
Organismus Energie-Verbraucher
C1 – Atlas
C2 – Axis
C3
C4
C5
C6
C7
Th1
Th2
Th3
Th4
Th5
Th6
Th7
Th8
Th9
Th10
Th11
Th12
L1
L2
L3
L4
L5
Kreuzbein
Steißbein
Nacken-nerven-zentrum
Nerven-zentrum der Arme
Nieren-zentrum
Sacrum-zentrum
Steißbein-zentrum
Solar-plexus
Ein-geweide-plexus
Unter-bauch-plexus
Kopf
Ohren
Augen
Nase
Mund
Hals
Schultern
Arme
Herz, Aorta
Lunge
Bronchien
Magen
Leber
Milz
Bauchspeichel-drüse
Nieren
Dünndarm
Dickdarm
Mastdarm

Konfliktthemen der 7 Chakren

Funktion

Diese Schautafel zeigt die Konfliktthemen der sieben Hauptchakren. Sie dient zum Austesten blockierter Energiezentren und der Erkenntnis der dafür ursächlichen Konfliktthemen. Das Chart beinhaltet jeweils die gekoppelten Emotionen, die zentrale Angst, die Auswirkung dieser Konflikte auf die Gefühlsebene und das Verhalten, den Bezug zu Anhaftungen/zum Festhalten an bestimmten Themen sowie Redewendungen, die dem Verständnis der Situation dienen können. Die getesteten Themen können anschließend z.B. mittels Aufschreiben auf einen Zettel, Informieren mit Symbolen und Wasserübertragung gelöst werden. In der kinesiologischen Arbeit haben oft schon das Erkennen der Themen und die Konfrontation des Klienten mit den gekoppelten Emotionen das Potenzial zur Transformation.

Anwendungsweise

- Mit Konzentration auf die Chakren in der Mitte:
  - → Welches Chakra ist durch einen ursächlichen Konflikt blockiert?
  - → Zu wie viel Prozent?
- Mit Konzentration auf rechte und linke Seite:
  - → Wo/in welchem Kasten finde ich das Wesentliche von 1 bis 7?
  - → Worum handelt es sich konkret?
    - Emotion: Welche der aufgezählten Emotionen löst den Konflikt aus?
    - Angst: Welche Angst genau?
    - Anhaftung: Welche Anhaftung?
  - → Welche Auswirkung hat das auf die Person?
  - → Wie stark belastend wirkt diese Redewendung auf die Person (Grad nach Körbler testen oder in Prozent)?

Beispiel: Sie testen eine Blockade des Halschakras:

- Geht es um Unruhe, oder wehre ich bestimmte Gefühle ab?
- Geht es um Angst? Um welche?
- Welche Auswirkung hat das für mich?
- Gibt es Anhaftungen? Welche?

Einsatzgebiete

Bei allen Beschwerden und Symptomen können immer auch Chakren blockiert sein. Dafür gibt es Ursachen, denn unsere Energiezentren sind nicht „einfach so" blockiert. Sie können dieses Chart wunderbar neben oder zusätzlich zu anderen Arbeits-Charts mit Chakrenabbildungen und auch zusätzlich zu Meridianbalancen nutzen, um eine energetische Diagnose zu erstellen. Nach entsprechendem Einsatz von Heilimpulsen (Symbole, Farben, Klang, Affirmationen usw.) können Sie damit kontrollieren, ob die Chakren jetzt wieder im Optimum sind. Die Zustände von Chakren, Meridianen oder der Aura können sich gegenseitig bedingen. Deshalb lohnt es sich immer, auch alle diese Energiezentren zu testen bzw. in Betracht zu ziehen.

Die aufgefundenen Themen lohnen sich zunächst einmal dafür, Erkenntnis und Reflektionsfähigkeit zu sich selber zu erlangen. Schon allein die Erkenntnis und das „Annehmen dessen, was nun einmal ist", einschließlich der eigenen unbewussten Schattenthemen bewirken eine Harmonisierung der Chakren, denn es geht niemals um Schuld, sondern immer nur um Hilfen, unser eigenes Sein und unseren Weg optimieren zu können, in dem Sinne, dass wir dem Auftrag unserer Seele in unserem Körper in dieser Inkarnation folgen können.

TIPPS

- Hilfreich kann auch die zusätzliche Verwendung der Schautafel „Chakren" und/oder die Schautafel „Energiebalance" aus Band 1 sein.
- Über das ehrliche und vollständige Annehmen der eigenen Themen in Eigenverantwortung geschieht bereits eine Transformation, ein Loslassen. Vieles geschieht heutzutage leicht und fließend. Bitte kein „Problem" aus den eigenen Themen machen, jedoch in vollkommener Verantwortung in Ruhe Schritte unternehmen, um liebevoll zu sich selbst den Energiefluss wiederherzustellen.
- Benutzen Sie bestimmte Redewendungen, die gleich oder ähnlich sind wie diejenigen, die hier genannt sind? Diese lassen „tief blicken", und Sie dürfen sie durch positives Fühlen und Denken ersetzen.

Emotion: Nervosität, Unzufriedenheit, Leere

Auswirkung: chaotisch, misstrauisch, das Leben als Kampf erleben, Realität nicht sehen wollen, Haben über Sein stellen, blinder Gehorsam

Redewendung: „Als ob man verrückt werden könnte“

Emotion: Sorgen, emotionale Spannungen

Angst: nicht zu wissen und zu verstehen

Auswirkung: Unbehagen, Unruhe, Stress, angespannt, mental übersteuert, körperlich überanstrengt, zaghaft, selbstgenügsam

Anhaftung: Konzept über Wahrheit, Verstand, Visionen, Illusionen

Redewendung: „Als ob einem der Kopf zerspringt“

Emotion: Unruhe, Gefühlsabwehr

Angst: vor Zurückweisung und Konfrontation, Angst, sich zu zeigen

Auswirkung: hastig, Gefühlsleere, Gefühlsstarre, Schock, Opfer der Umstände, Traurigkeit, übereilig, unaufrichtig; lügen, nachahmen

Anhaftung: spirituelle Ideen, Schatten, Meinung anderer Menschen

Redewendung: „Kloß im Hals, dicker Hals“

Emotion: Trauer, Traurigkeit

Angst: vor Schmerz und Verletzung

Auswirkung: panisch, verängstigt, mutlos, eingeschlossen, zwanghaft, zurückgezogen, zurückweisend, tief verletzt, überanstrengt

Anhaftung: Urteile, Meinungen, Schuld, vergangene Erlebnisse

Redewendung: „Direkt im Herzen getroffen“

Emotion: Wut, Aggression

Angst: vor Kritik und Versagen

Auswirkung: ärgerlich, hungrig nach guten Gefühlen, mehr haben wollen, etwas nicht wollen, explodieren, Gefühle aufstauen, angriffslustig, isoliert, grübeln, Ignoranz, geringer Selbstwert, Scham

Anhaftung: Status, Ansehen, Macht, Ruhm, Kontrolle, Drogen, Ego

Redewendung: „Seine Wut herunterschlucken“

Emotion: Schuld- und Schamgefühle, Unterlegenheitsgefühl

Angst: vor Nähe und Intimität

Auswirkung: vermeintliche Stärke, trotzig, durchhalten, hektisch, nervös, blockierter emotionaler und kreativer Selbstausdruck, Neid, Eifersucht

Anhaftung: Beziehungen, Emotionen, Aufmerksamkeit

Redewendung: „Aus Angst den Schwanz einziehen“

Emotion: Hilflosigkeit

Angst: Überlebensangst, gestörtes Urvertrauen, Angst vor Veränderung

Auswirkung: extrem selbstbeherrscht, Gefühl, nicht dazuzugehören, sich ausgeliefert fühlen, Konzentrationsmangel, Unselbstständigkeit, nicht gut genug sein

Anhaftung: materieller Besitz, materielle Erfahrungen

Redewendung: „Herz in die Hose gerutscht“

Konfliktthemen der 7 Chakren

Drüsen der 7 Chakren

Funktion

Diese Schautafel zeigt die Drüsen der sieben Energiezentren des Menschen in der Übersicht.
Sie beinhaltet die Drüsen, die Auswirkungen auf unser Gemüt und die möglichen gesundheitlichen Störungen. Die endokrinen Drüsen produzieren unsere Hormone. Wenn diese aus der Balance geraten, leidet unser Körper unter den unterschiedlichsten Symptomen, ebenso wie die Psyche. Somit sind die Chakren maßgeblich an der Regelung von Nerven, Drüsen und den entsprechenden Organen beteiligt, wodurch sie großen Einfluss auf Funktion und Gesundheit des physischen Körpers haben. Emotionale Befindlichkeiten, Blockaden oder seelische Traumata können zum Blockieren der Chakren und zur Beeinflussung der Drüsensysteme führen, wodurch Störungen der hormonellen Ebene bis hin zu Krankheiten und psychischen Problemen auftreten können.

Unsere Hormondrüsen sind den sieben Hauptchakren zugeordnet:

- 1. Chakra Wurzelchakra
  Zugehörige endokrine Drüse: Nebenniere
  Hormone: Adrenalin, Noradrenalin, Aldosteron, Cortisol, DHEA
- 2. Chakra Sakralchakra
  Zugehörige endokrine Drüse: Keimdrüsen (Eierstöcke, Hoden)
  Hormone: Östrogen, Testosteron, Progesteron
- 3. Chakra Solarplexus
  Zugehörige endokrine Drüse: Bauchspeicheldrüse
  Hormone: Insulin, Glucagon
- 4. Chakra Herzchakra
  Zugehörige endokrine Drüse: Thymusdrüse
  Hormon: Thymosin
- 5. Chakra Halschakra
  Zugehörige endokrine Drüse: Schilddrüse
  Hormon: Thyroxin
- 6. Chakra Stirnchakra
  Zugehörige endokrine Drüse: Hypophyse (Hirnanhangsdrüse)
  Hormone: Vasopressin, Pituitrin
- 7. Chakra Kronenchakra
  Zugehörige endokrine Drüse: Epiphyse (Zirbeldrüse)/Gehirn
  Hormone: Serotonin, Melatonin

Anwendungsweise

Das Chart eignet sich für das Austesten und Bearbeiten belasteter Chakren mittels Wasserinformation, Atemtechniken, Farb- und Tonbehandlung, kinesiologisches Arbeiten u.v.m. Bei Hormonproblemen und/oder Drüsenbelastungen immer die Chakren und den Zustand der zugeordneten Drüsen testen. Das Chart kann direkt als Radionik-Chart verwendet werden, d. h., sowohl Chakren als auch die zugeordneten Drüsen können mit Heilsymbolen (testen, aus welchem Chart), Klang oder Ähnlichem „bestrahlt" oder geistig beeinflusst werden.
Man testet zunächst jedes Chakra auf seinen Zustand hin aus und ermittelt dadurch die Energiezentren, welche nicht in Harmonie sind. Innerhalb des Chakras kann man dann in den Kästen 1 bis 7 weitertesten:

- Welche Drüse ist nicht im Optimum (z.B. in Prozent)?
- Welche Auswirkung hat die Störung?
- Um welche Störung(en) handelt es sich genau?

Die Ergebnisse der Testungen für weitere Behandlungen notieren und ermitteln, welche Maßnahme sich am besten eignet.

Einsatzgebiete

Bei allen Beschwerden und Symptomen, die im Verdacht stehen, mit hormonellen Problemen zu tun zu haben.

TIPPS

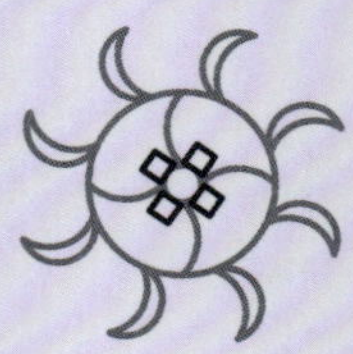

- Das Symbol für Phenylalanin in die Steuerungsebene Hohes Selbst (als Lichtball ca. 30 Zentimeter über dem Scheitel vorstellen) einfließen lassen. Von dort aus steht die Information wie ein Depot für den Körper zur Verfügung, wenn dies benötigt wird. Im Akutfall die „Schleusen öffnen" und nach unten in die Drüsen oder die speziell betroffene Drüse fließen lassen.
- Phenylalanin bildet die Vorstufe für viele Hormone. Aus der Aminosäure werden Botenstoffe gebildet, die stimmungsaufhellend wirken können.

7

Drüse: Zirbeldrüse

Auswirkungen auf: Barmherzigkeit, Demut, Dienen, Hingabe, Telepathie, Vollkommenheit

Mögliche Störungen: Alzheimer, ADHS, Epilepsie, Hirnleistung, Hirntumoren, Immunschwäche, Legasthenie, Lernschwäche, Melatonin-Regulation, Migräne, Nervenleiden, Parkinson, Schlaganfall, Schwindel, ZNS

6

Drüse: Hirnanhangsdrüse (Hypophyse)

Auswirkungen auf: Intuition, Fantasie, Visualisierung, außersinnliche Wahrnehmung, spirituelles Erwachen

Mögliche Störungen: Augenleiden, Atlasblockade, Depression, Gehirnerkrankungen, Hormonsystem, Kieferverspannung, Migräne, Otitis, Rheuma, Realitätsverlust, Schlafstörungen, Schwindel, Sinusitis, Tics

5

Drüse: Schilddrüse

Auswirkungen auf: Kommunikation, Selbstausdruck, Selbstvertrauen, Ehrlichkeit, Gefühle ausdrücken

Mögliche Störungen: Globusgefühl (Kloß im Hals), Hashimoto, Kehlkopf, Kieferverspannung, Knochen, Mandeln, Nackenverspannung, Nerven, Nieren, Muskelsystem, Rheumatischer Formenkreis, Schilddrüsenunter- oder überfunktion, Schwerhörigkeit, Tinnitus

4

Drüse: Thymusdrüse

Auswirkungen auf: Vertrauen, Liebe, Selbstliebe, Inneres Kind, Öffnung

Mögliche Störungen: Atembeschwerden, Bronchien, Blutdruck- u. Kreislaufprobleme, Brustwirbelsäule, Erkältungen, Herzbeschwerden, Immunsystemerkrankungen, Lungenerkrankungen, Brustdrüsenerkrankung, Handekzeme

3

Drüse: Bauchspeicheldrüse

Auswirkungen auf: Verdauen, Assimilieren, Loslassen, Raum, Vergeben; alles runterschlucken, schlechte Abgrenzung

Mögliche Störungen: Allergien, Augenerkrankungen, Diabetes, Leber- u. Gallenerkrankungen, Gesichtsmuskulatur, Verspannungen, Hauterkrankungen, Magenbeschwerden, Sehstörungen, Übergewicht, Verdauungsstörungen

2

Drüse: Keimdrüsen (Gonaden)

Auswirkungen auf: Erdung, Urvertrauen, Geborgenheit, Wut, Existenz, Lebenskraft, Kundalini-Energie

Mögliche Störungen: Arthrose, Blutarmut, Darmerkrankungen, Knieprobleme, Knochenerkrankungen, Krampfadern, Nasennebenhöhlen, Rheuma, Wirbelsäulensyndrom

1

Drüse: Nebennieren

Auswirkungen auf: Entwicklung von Mut & Kraft, Sexualität, Schöpferkraft, Gefühl, Lebensfreude bei Stress, Bedrohungen, Überforderung

Mögliche Störungen: Ausscheidung, Blase, Blut- und Lympherkrankungen, Brustdrüse, Darm, Iliosacralgelenk, Skelettsystem inkl. Zähne, Libido, Nebennieren, Plazenta, Sacrum, Scheide

Drüsen der 7 Chakren

Meridiane Übersicht

Funktion

Diese Schautafel zeigt die vierzehn Hauptmeridiane und deren Verläufe im Menschen in der Übersicht. Die Meridiane sind Kanäle, durch die die Lebensenergie, das Qi, fließt. In der TCM (Traditionelle Chinesische Medizin) spricht man von zwölf Hauptmeridianen, die links und rechts von den beiden Hauptmeridianen, dem YIN-Meridian (= Konzeptionsgefäß in der Mitte der Körpervorderseite) und dem YANG-Meridian (= Lenkergefäß an der Rückseite bzw. Wirbelsäule), entlang verlaufen. Die Meridiane haben Verbindungen zu unseren Organen, Körperfunktionen und auch zu unseren psychischen bzw. emotionalen Zuständen. Mit dieser Übersicht kann man testen, welcher bzw. welche Meridiane blockiert sind. Über die Testung der mit dem Meridian verbundenen abbauenden und aufbauenden Emotionen kann man auf der Ursachenebene entsprechende energetische Maßnahmen ergreifen.

Anwendungsweise

Sie können alle abgebildeten Meridiane ohne besondere Intention „einfach so" testen oder für ein bestimmtes Anliegen. In diesem Fall testen Sie bereits auf einer Ursachenebene, nämlich derjenigen des (blockierten) Lichtflusses. Sie können den blockierten Meridian direkt durch das Aufmalen eines oder mehrerer Symbole beeinflussen oder die Symbolenergie einfach mit Gedankenkraft in den Meridian hineinfluten lassen. Dann nachtesten, ob der Meridian jetzt wieder im Optimum ist. Wenn „nein", dann testen Sie auf einer weiteren und jetzt tieferen Ursachenebene, ob ein abbauendes Gefühl wirksam ist oder ein aufbauendes Gefühl unterstützt werden soll. Allein das Erkennen und Bewusstmachen (nicht Schuld) der entsprechenden Emotion haben bereits das Potenzial zur Transformation und Verbesserung. In der Folge kann durch das Umschreiben belasteter Emotionen mittels Wasserinformation oder kinesiologischer Arbeiten eine weitere Verbesserung im Meridianfluss und in der Befindlichkeit gekoppelter Organe erzielt werden.
Dieses Chart kann auch direkt mit Symbolen oder auch Affirmationen bemalt werden. Immer testen, wo genau.

Einsatzgebiete

Jedem Meridian ist ein Funktionskreis im Körper zugeordnet. Kommt es zur Stagnation oder Blockade der Energie in diesem Bereich, reagiert der Körper zuerst mit Symptomen oder leichten Beschwerden, später können auch Krankheiten auftreten, die bei längerer Blockade des Energieflusses auch chronifizieren können. Deshalb lohnt es sich bei allen körperlichen Beschwerden auch immer, die Meridiane durchzutesten. Testen Sie auch gern bei psychischen Befindlichkeitsstörungen. Auch wenn hier die ursächliche Blockade auf der Ebene der Emotionen zusätzlich angeschaut werden sollte, kann es auch schon durch das Influssbringen des Qi in den Lichtbahnen zu einer Besserung der Befindlichkeit kommen.
Beschäftigen Sie sich auch mit den jeweiligen emotionalen Stichworten, die dem Meridian zugeordnet sind, z.B. Kreislauf/Sexus „unterdrückte Sexualität", und schreiben Sie z.B. diesen Begriff auf einen Zettel, wählen Sie ein Symbol aus, das Sie auf den Begriff schreiben, legen Sie den Zettel auf Ihr Herz, und fühlen Sie, was hineinströmen möchte. Es darf alles sein!

TIPPS

- Das Chart kann zusätzlich bei allen gesundheitlichen Anliegen neben jeder energetischen Arbeit als Radionikchart verwendet werden: Wählen Sie ein oder mehrere geeignete Symbole aus, und lassen Sie dieses „Energiepaket" in sämtliche betroffenen Meridiane einfließen.
- Fluten Sie die getesteten blockierenden Emotionen im jeweiligen Meridian mit Gnade, Vergebung und Liebe. Lösen Sie die getesteten Emotionen Kraft Ihres Bewusstseins von den im Körpergedächtnis gespeicherten Erfahrungen.
- Testen Sie, welches Symbol die Aufnahme der positiven Qualität (Offenheit, innerer Frieden, Sicherheit usw.) in den Organismus, die Zellen und in die DNA hinein unterstützen kann, lassen Sie die Symbolkraft in das aufbauende Gefühl hineinfließen (oder aufschreiben/auf das Wort malen), und fluten Sie es in das Zellgedächtnis. Zusätzlich kann die Person in Eigenverantwortung für Ihr Thema noch Wasserübertragungen machen.

Meridiane Übersicht

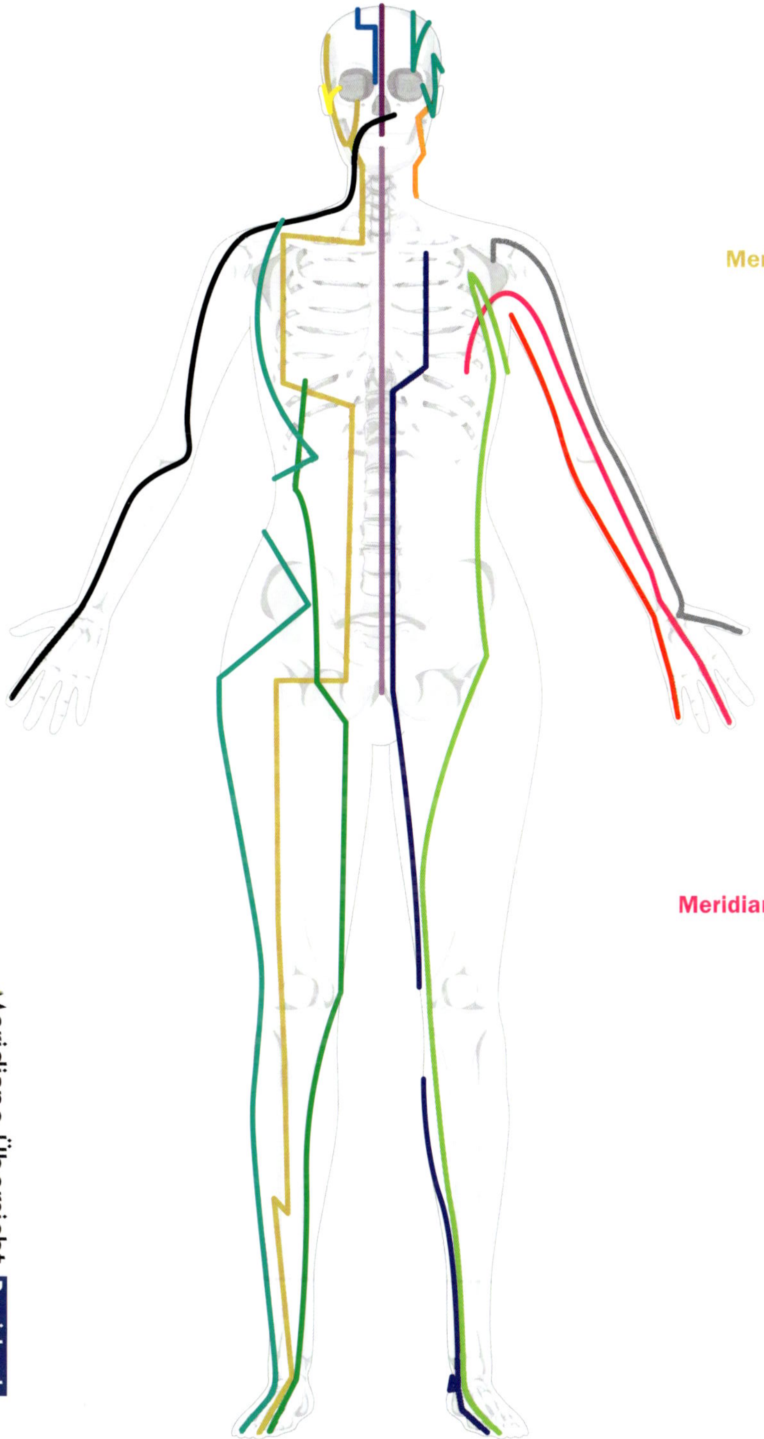

LUNGE
Meridian der Demut
↓ Kummer ↑ Glücklichsein

DICKDARM
Meridian des Selbstwertgefühls
↓ Sturheit ↑ Flexibilität

MAGEN
Meridian der Zufriedenheit und der Gelassenheit
↓ Sorge ↑ Freude

MILZ-PANKREAS
Meridian der Zuversicht
↓ Mangelnder Selbstwert ↑ Selbstvertrauen

HERZ
Meridian der Vergebung
↓ Verletztheit ↑ Innere Kraft, Vergebung

DÜNNDARM
Meridian der Freude
↓ Verletzlichkeit ↑ Stabilität

BLASE
Meridian des Friedens und der Harmonie
↓ Unsicherheit ↑ Sicherheit

NIEREN
Meridian der sexuellen Sicherheit
↓ Angst ↑ Liebe

KREISLAUF-SEXUS
Meridian der Entspannung, Großzügigkeit und Entsagung
↓ Unterdrückte Sexualität ↑ Offenheit

DREIFACH-ERWÄRMER
Meridian der Hoffnung
↓ Unglaube, Zweifel ↑ Glaube, Vertrauen

GALLENBLASE
Meridian der Verehrung
↓ Frust ↑ Innerer Frieden

LEBER
Meridian des Glücklichseins
↓ Wut ↑ Sanftmut

LENKERGEFÄSS
↓ Stress ↑ Innere Ruhe

KONZEPTIONSGEFÄSS
↓ Unterdrückte Gefühle ↑ Akzeptanz

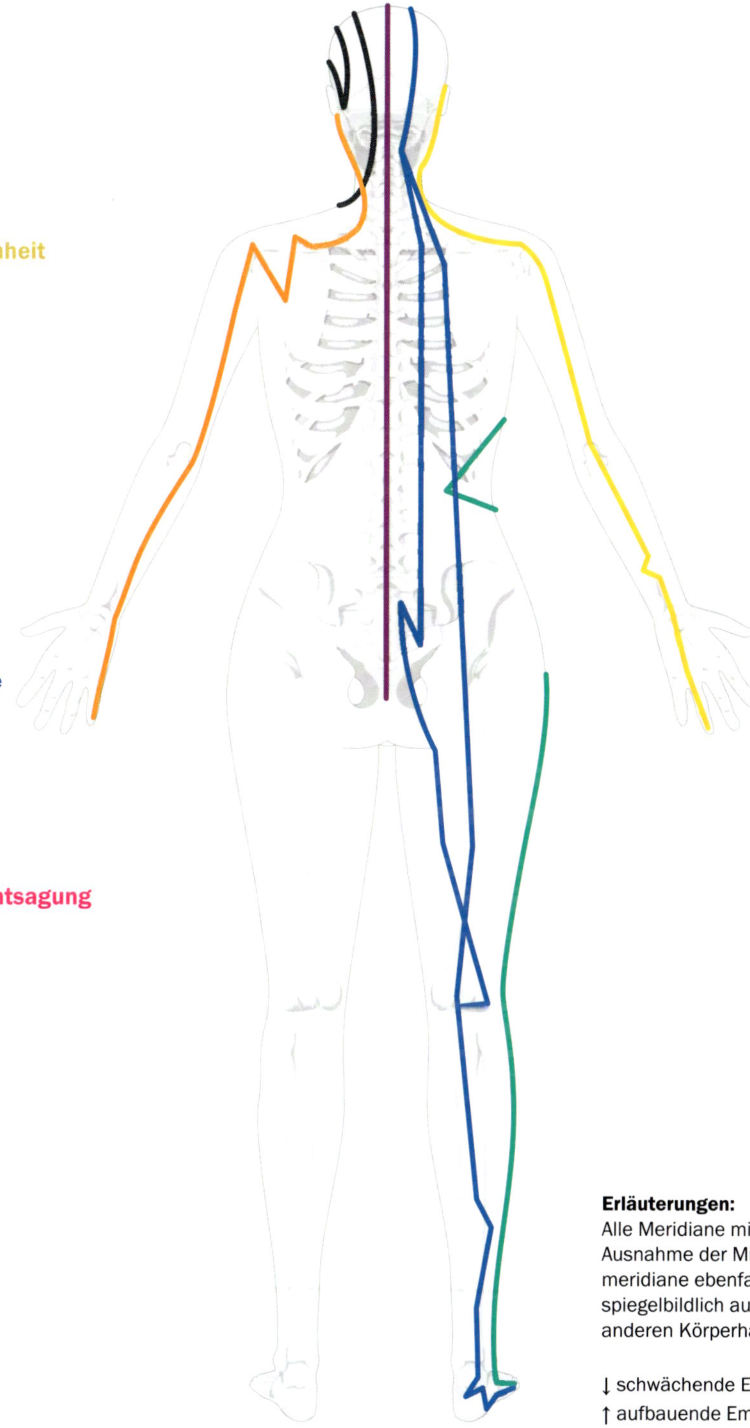

Erläuterungen:
Alle Meridiane mit Ausnahme der Mittellinienmeridiane ebenfalls spiegelbildlich auf der anderen Körperhälfte.

↓ schwächende Emotion
↑ aufbauende Emotion

Emotionen Hand

Funktion

Die Hand ist neben den Füßen eine der wesentlichsten Entsprechungszonen des Körpers für organische und psychische Zuordnungen. Diese Schautafel zeigt Emotionen, welche sich bei Belastung in den Händen (z.B. Arthritis oder Arthrose) manifestieren können, in einer Übersicht und enthält Affirmationen, mit deren Hilfe belastende Emotionen transformiert werden können.
Beschwerden oder Fehlstellungen zeigen uns, was sich an Themen bzw. emotionalen Belastungen in der Hand und in den einzelnen Fingern manifestiert haben könnte.
Wie die bekannten Fußreflexzonen sind auch die Handreflexzonen Entsprechungszonen für den ganzen Körper, und so empfehlen wir neben der direkten (radionischen) Beeinflussung mit Symbolen, Farbe, Klang oder anderen energetischen Maßnahmen auch die Organe bzw. Organsysteme zu testen und/oder auch die Chakren und Meridiane. Alles ist mit allem verbunden.

Anwendungsweise

Eine effektive Anwendungsmöglichkeit ist die Berührung des entsprechenden Fingers zur Lösung der disharmonischen Themen oder Beschwerden – oder bei nicht anwesendem Klienten mithilfe des Charts einfach mit der Konzentration auf den jeweiligen Finger. Testen Sie in der dem Finger zugeordneten Rubrik, welche Emotionen bzw. Themen sich als belastet anzeigen. Allein schon das Bewusstwerden des Themas ist der erste Heilimpuls. Sie können die blockierten Emotionen auch einzeln auf einen Zettel schreiben, das oder die ausgewählten Symbole über das Wort schreiben und z.B. Wasserübertragungen damit machen. Erweitern Sie anschließend die Behandlung mittels der zugeordneten Affirmation, die z.B. mehrmals in Ruhe eingeatmet werden kann. Mit dem Ausatmen denken Sie:

„Ich lasse alles los, was dem entgegensteht."

Testen Sie, ob Sie mit dem Chart eine Wasserinformation machen sollen, das Chart eine Zeit lang in den Raum hängen oder an einen bestimmten Ort legen sollen, oder ob noch etwas anderes benötigt wird.

Einsatzgebiete

Bei allen organischen Erkrankungen der Hand oder der Hände wie Arthritis oder Arthrose, Deformationen, Schmerzen und anderen Beschwerden. Daneben auch zur Testung als „Stellvertreter" für den ganzen Menschen.
Als Entsprechungszonen können die Hände wie bei der Fuß- oder Handreflexzonenbehandlung oder dem Heilströmen durch liebevolle Berührungen der Finger in Fluss gebracht, ebenso wie alle gekoppelten organischen Strukturen positiv angeregt werden. Strömen Sie gern auch die zugeordnete Affirmation während der liebevollen Berührung in den Finger ein, in dem Wissen, dass sie von hier aus weiter in den Körper gelangt. Die gewählte Richtung müssen Sie nicht verstandesgemäß steuern.

TIPPS

- Man kann dieses Chart auch als Radionikchart verwenden. Dann z.B. Symbole, Farben, Klänge usw. in das ganze Chart oder in einzelne Finger hineinfluten lassen (bitte testen, welche Heilimpulse Sinn ergeben).
- Stimmgabeln eignen sich auch sehr gut, indem man sie nach dem Anschlagen (öfter) direkt auf den Finger aufsetzt und ausklingen lässt. Die Schwingung kommt immer beim ganzen Menschen an.
- Mit einer Kopie kann das Blatt zum Stellvertreter für eine konkrete Person werden, indem man einen eingespeichelten Fingerabdruck des Klienten leicht auf das Chart drückt und die Wirkungszeit durch das Hineinschreiben eines Ablaufdatums begrenzt.
- Die Hand hat auch immer etwas mit „handeln" zu tun. Wenn Sie schwer im Hier und Jetzt bleiben können, um Ihre Aufgaben effektiv zu be-handeln, können Sie sich vorstellen, wie Sie eine Spirale im Handteller in Bewegung setzen und rotieren lassen. Dann kann wieder Bewegung in die ganze Angelegenheit kommen.
- In den Händen befinden sich wichtige Nebenchakren, die eigentlich energetisch den Hauptchakren gegenüber gleichrangig sind. Testen Sie bei Beschwerden in den Händen z. B. auch, ob Sie Heilkräfte in den Händen haben, die im Augenblick vielleicht noch blockiert sind.

Zeigefinger

Autorität, Stolz,
Selbstzufriedenheit,
Ablehnung (elterlicher)
Autorität

Themen:
- zu viele Dinge gleichzeitig
- Verzetteln in der Energie

Positive Affirmation:
„Ich zügle meine Ungeduld, die mich zu schnellem Handeln antreibt."

Mittelfinger

Unzufriedenheit, Kummer,
Anspannung, Wut, geheime
Wünsche nicht realisieren

Positive Affirmation:
„Ich akzeptiere, lieber meine Bedürfnisse zum Ausdruck zu bringen, als Wut in mir aufsteigen zu lassen. Ich mache mir bewusst, dass mich nur meine Ängste oder mein Stolz daran hindern, mich auszudrücken."

Ringfinger

Kummer in Beziehungen:
Eltern - Kinder - Ehepartner
Schwer in Verbindung zum Selbst.
Was stört mich?

Positive Affirmation:
„Was stört mich? Ich akzeptiere, Abstand zu nehmen, um die Situation klarer zu sehen. Was hindert mich daran, mich auszudrücken? Stelle ich Mutmaßungen über die Reaktionen der anderen an? Ich lerne, dies zu überprüfen, und stelle fest, dass es einen großen Unterschied zwischen Mutmaßen und Wissen gibt."

Daumen

Sorgen, Drängen,
gedrängt werden,
zu große geistige
Anstrengung

Themen:
- übermäßig viele Ideen
- Sorgen
- Leben/Überleben
- Lebenswillen
- Todessehnsucht

Positive Affirmation:
„Ich akzeptiere das Leben und meine Lebenslagen, ohne zu dramatisieren, denn ich weiß, dass das Universum sich meiner annimmt."

kleiner Finger

Positive Affirmation:
„Ich akzeptiere, die Ereignisse und Lebenslagen mit der Einfachheit eines Kindes zu betrachten, indem ich sie entdramatisiere und geistige Offenheit zeige. Ich lerne, mich zu behaupten und mitzuteilen. Ich mache viel freudiger weiter. Ich brauche sehr viel mehr innere Ruhe. Ich tue besser daran, mich auf die einfachen Dinge zu konzentrieren."

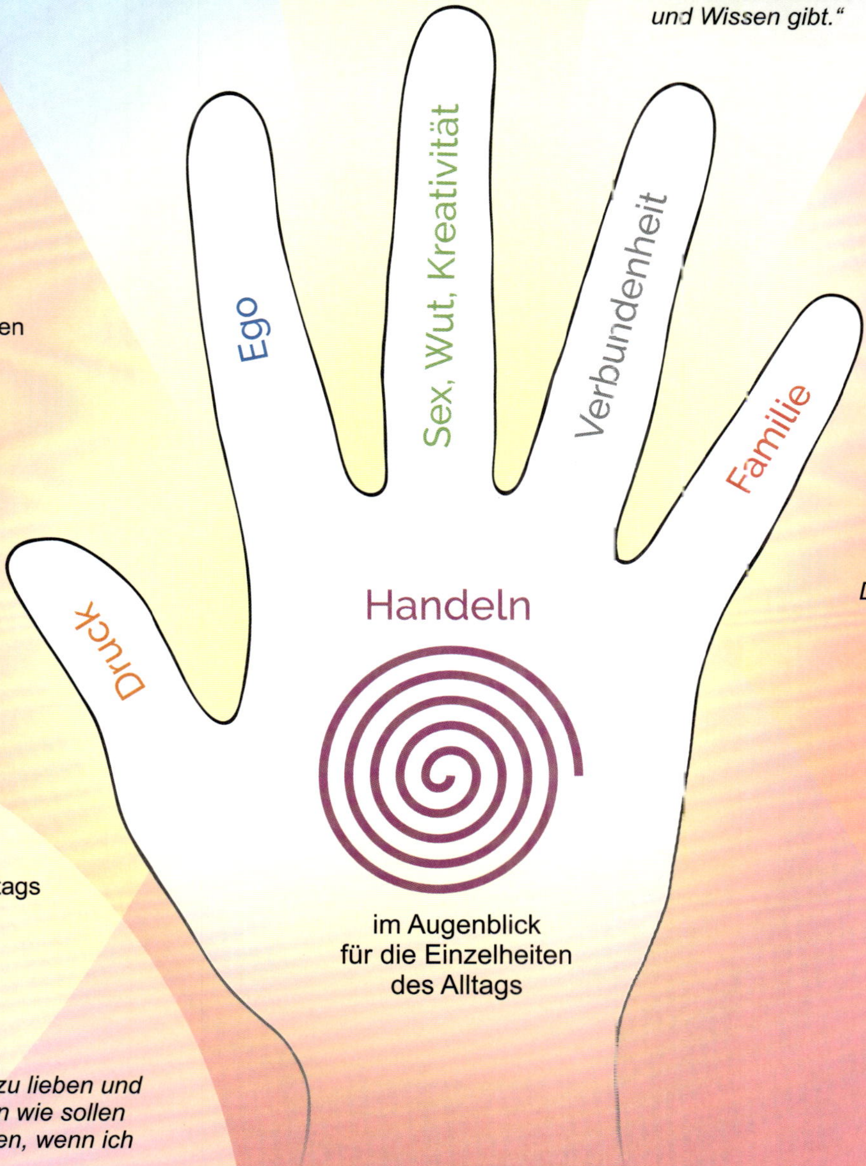

Arthritis

Themen:
- Einzelheiten des Alltags
- Kritik
- Selbstbestrafung
- Missbilligung
- Mangel an Liebe

Positive Affirmation:
„Ich akzeptiere, mich zu lieben und mir zu verzeihen, denn wie sollen mich die anderen lieben, wenn ich selbst es nicht tue?"

Resilienz

Funktion

Resilienz ist die Fähigkeit, sein inneres Gleichgewicht in Krisensituationen wiederzufinden, gestärkt daraus hervorzugehen und diese Kraft möglichst beibehalten zu können. Übersetzt wird sie häufig als „Widerstandsfähigkeit". Bezogen auf den Menschen beschreibt Resilienz die Fähigkeit von Personen oder Gemeinschaften, schwierige Lebenssituationen wie Krisen oder Katastrophen ohne dauerhafte Beeinträchtigung zu überstehen. Resilienz ist in erster Linie eine psychische Eigenschaft, die aber auch auf die körperliche Ebene ausgedehnt werden kann. Letztendlich geht es darum, den äußeren Einflüssen gegenüber anpassungsfähiger werden zu können, indem man daran arbeitet, die Resilienz sowohl auf das Emotionale als auch auf das Körperliche auszudehnen. Wenn wir es für möglich halten, öffnen wir uns für diese Fähigkeit und können sie Schritt für Schritt erweitern und ausbauen.

Anwendungsweise

Am besten arbeiten Sie mit diesem Chart, indem Sie in Prozentangaben fragen. 100 Prozent wären das Optimum. Beginnen Sie mit dem mittleren Balken und testen Sie:

- Zu wie viel Prozent ist meine Resilienz psychisch entwickelt?
- Zu wie viel Prozent ist meine Resilienz emotional entwickelt?
- Zu wie viel Prozent ist meine Resilienz körperlich entwickelt?

Anschließend fragen Sie mit Blick auf den oberen Teil: Wie viele dieser Aspekte beeinträchtigen meine Resilienz? Testen Sie alle zwölf Aspekte einzeln, um sich ein Bild der aktuellen Situation zu machen. Oder: Zu wie viel Prozent habe ich diesen Aspekt bereits entwickelt?
Dann testen Sie mit Blick auf den unteren Teil: Wie viele dieser Aspekte sind an der Stärkung der oben gemessenen Aspekte beteiligt? Bzw.: Um welchen Aspekt von 1 bis 17 geht es? Zu wie viel Prozent habe ich diesen Aspekt bereits entwickelt?
Notieren Sie die Ergebnisse, und fragen Sie anschließend, welche Heilimpulse bzw. Methoden sinnvoll sind, um die Resilienz zu stärken. Mit Symbolen transformieren, Wasserinformation mit positiven Affirmationen und darüber geschriebenem Y durchführen, mentale oder emotionale Klopftechniken, Ausschwingen negativer Schwingungen usw.
Kontrollieren Sie immer mal wieder, was sich verändert hat: psychisch, emotional, körperlich.

Einsatzgebiete

Wenn der Mensch unter Labilität leidet oder immer „empfindlicher" wird. Um die psychische Widerstandskraft zu stärken. Wenn Sie die Fähigkeit erhöhen wollen, schwierige Lebenssituationen ohne anhaltende Beeinträchtigung zu überstehen. Dieses Chart ist kein klassisches Arbeitschart, sondern eher ein gutes Kontroll- und Erkenntnisinstrument, um zu erfahren, ob und wie weit Ihre energetischen Maßnahmen greifen konnten, um die Widerstandskraft Ihres Klienten zu erhöhen.
Auch die Erkenntnis aufgrund Ihrer Messergebnisse dient dem Betroffenen dazu, in die Akzeptanz, einen neuen Optimismus, in die Selbstverantwortung hineinzukommen und zu akzeptieren, dass Lösungs- und Zukunftsorientierung die Grundlagen für ein starkes und belastbares Mindset sind.

TIPPS

- Zunächst ist es empfehlenswert, die Resilienz auf der psychischen Ebene zu stärken. Wenn diese über 80 Prozent angestiegen ist, kann man sich gezielt der Stärkung der emotionalen Ebene widmen. Diese wird meist proportional zur psychischen Ebene bereits mit angestiegen sein. Die körperliche Ebene wird mit der Zeit ebenfalls stärker und nach Stärkung der emotionalen Ebene kontinuierlich weiter ansteigen.
- Auch wenn der Gesamtprozess relativ langsam vorangehen sollte, ist es ratsam, mit Ausdauer dranzubleiben. Während einer Behandlung mit energetischen Methoden messen Sie immer mal wieder die Fähigkeiten aus dem oberen Testbereich nach und passen gegebenenfalls die Behandlungsmethoden an oder modifizieren diese.

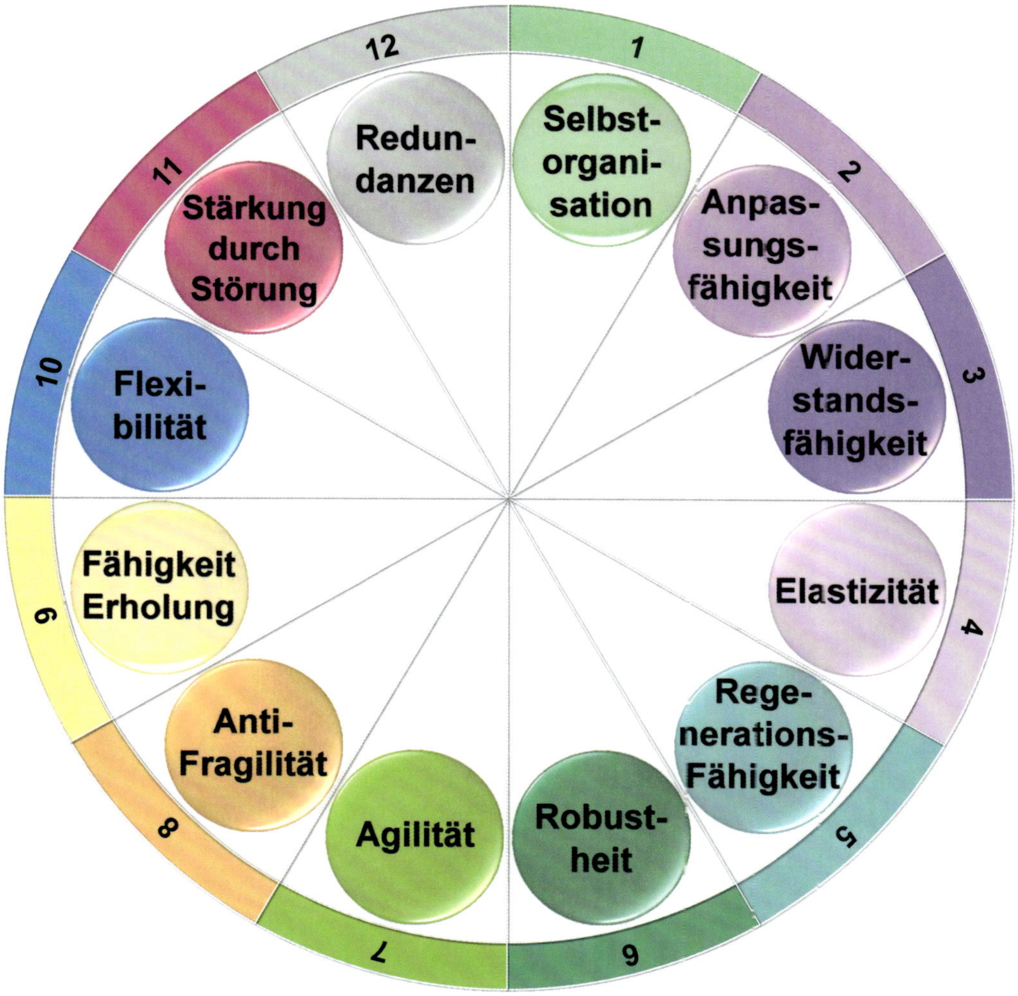

psychisch emotional körperlich

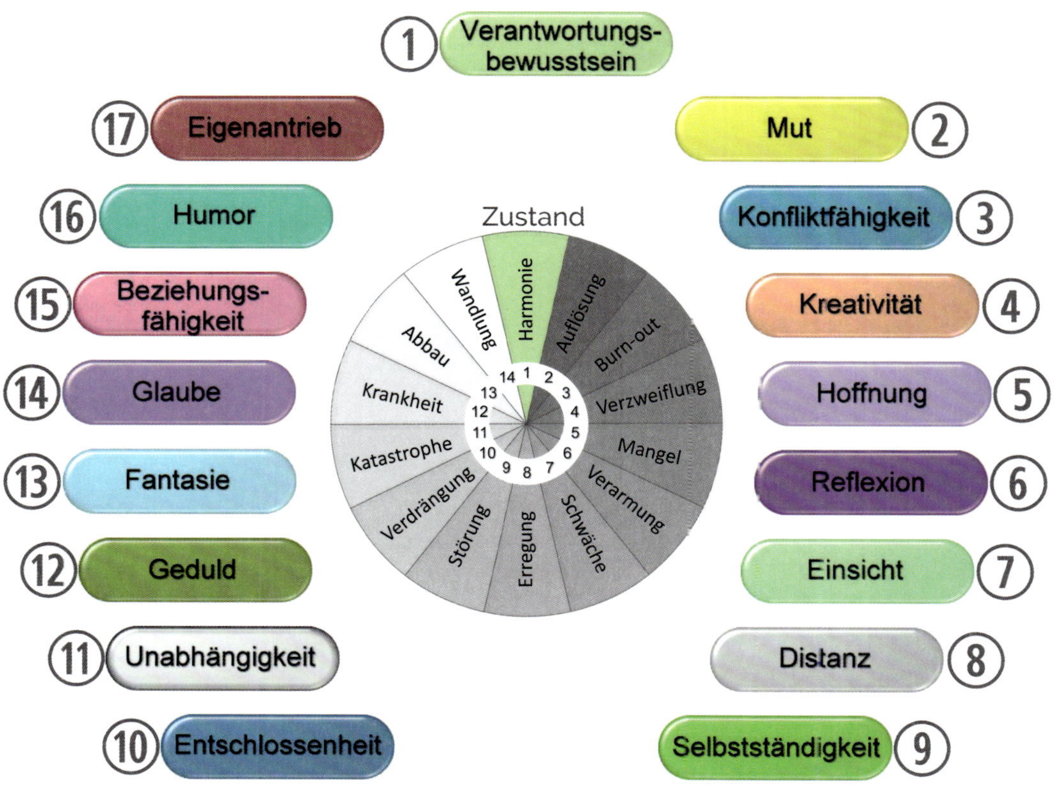

Körper-Radionik

Funktion

Dieses Chart dient der sogenannten radionischen Behandlung. Radionik geht davon aus, dass jedes Lebewesen feinstoffliche Energiefelder besitzt und diese mit Körper, Geist und Seele verbunden sind. Diese Felder sind messbar/testbar und mit bestimmten Schwingungsfrequenzen „bespielbar", z.B. in Form von Symbolen, Farben oder Klang.
Erkenntnisse aus der Radionik kommen beispielsweise auch in der Bioresonanz zum Einsatz. Der Ansatz in der Bioresonanz-Therapie ist, dass Zellen, Gewebe und Organe jedes Menschen ein elektromagnetisches Feld erzeugen. Dieses steuert biochemische Prozesse im Körper und erzeugt individuelle Schwingungsmuster. Diese elektromagnetischen Schwingungen werden mit Bioresonanz-Geräten oder z.B. durch die Testung mit Tensor oder Pendel registriert, dann energetisch optimiert und dem Körper in veränderter Form wieder zugeführt.

Anwendungsweise

Die Abbildung dient quasi als energetischer Stellvertreter für den Menschen. Mit Fokus auf bestimmte Körperareale können Sie testen, welcher Bereich im Ungleichgewicht ist. Testen Sie am besten die Abbildungen von links nach rechts mit der Frage: „Was möchte radionisch beeinflusst werden?" Vorderseite, Fußsohlen, Rückseite, rechte Körperseite, Handrücken, linke Körperseite. Beginnen Sie, in diesem Areal mit Zeichen und/oder Text, aber auch mit Farbe oder Klang zu bemalen bzw. die Frequenz einzuspeichern. Testen Sie dann die geeigneten Schwingungsfrequenzen (Symbole, Farben, Klang, Essenzen oder andere Methoden), die in der Lage sind, den Zustand ins Gleichgewicht zu bringen bzw. zu optimieren. Die Heilimpulse/Symbole können Sie auf das Chart auflegen, kleine Aufkleber anbringen (wieder ablösbar, unter www.ypsilon-shop.de) oder in das Bild hineinschreiben/malen. Es ist auch mit Permanentstiften beschriftbar, die Sie mit etwas Alkohol wieder entfernen können. Oder Sie machen sich einfach eine Kopie dieses Charts und bemalen es direkt. Die Besendung des Adressaten erfolgt bereits in dem Augenblick, in dem Sie die Bemalung starten. Am Ende der energetischen Beeinflussung muss dann dieses „Heilbild" im Optimum sein – das bitte immer austesten.

Einsatzgebiete

Das Radionik-Chart eignet sich vor allem dazu, nicht direkt anwesende Personen energetisch zu behandeln, aber auch und besonders, sich selbst. Damit der Klient nicht so oft in die Praxis kommen muss, kann mit so einem Chart nachgetestet bzw. weiterbehandelt werden. Besonders Körperstellen, an die man nicht gut oder überhaupt nicht herankommt, um Symbole direkt auf den Körper aufzumalen, können so effektiv mit Informationen besendet werden. Das Chart kann auch als Übertragungshilfe für Essenzen oder Vitalstoffpräparate verwendet werden, indem man das Fläschchen einfach auf die Abbildung stellt (testen, wo genau). Haben Sie z.B. Symbole aufgemalt oder aufgeklebt, kann man zusätzlich eine Stimmgabel mit einer bestimmten Frequenz (432 hz geht z.B. immer) auf dem Symbol aufsetzen, um die Wirkung zu verstärken (testen, ob das Sinn ergibt).

TIPPS

Bei einer radionischen Anwendung mit einem Chart gibt es einige wichtige Dinge zu beachten:

- **Immer ein Ablaufdatum angeben**
  Wird ein Chart achtlos vergessen und ist zeitlich nicht eingegrenzt, wirken die Symbole und Beschriftungen trotzdem weiter. Dies ist insbesondere bei der Anwendung von Körbler'schen Strichcodes (Band 1) zu beachten, weil sich Zustände – sobald sie den optimalen Zustand erreicht haben – auch wieder in die andere Richtung verschieben können. Formulierung z.B.: „Ende am 15.11.2024" (Datum und Uhrzeit testen und eintragen).
- **Niemals ungefragt für andere Personen anwenden**
  Für nicht anwesende Personen dieses Radionik-Chart anzuwenden, ist eine praktische Angelegenheit, vor allem, wenn es um Fernbehandlungen geht. Jedoch braucht es immer die ausdrückliche Zustimmung dieser Person, sonst ist es Manipulation.
- **Das Ablaufdatum im Auge behalten**
  Nach dem Ablaufdatum sollten alle Bemalungen und Beschriftungen wieder vom Chart entfernt werden, oder das Chart mit *„Danke, es ist erledigt"* wegwerfen.

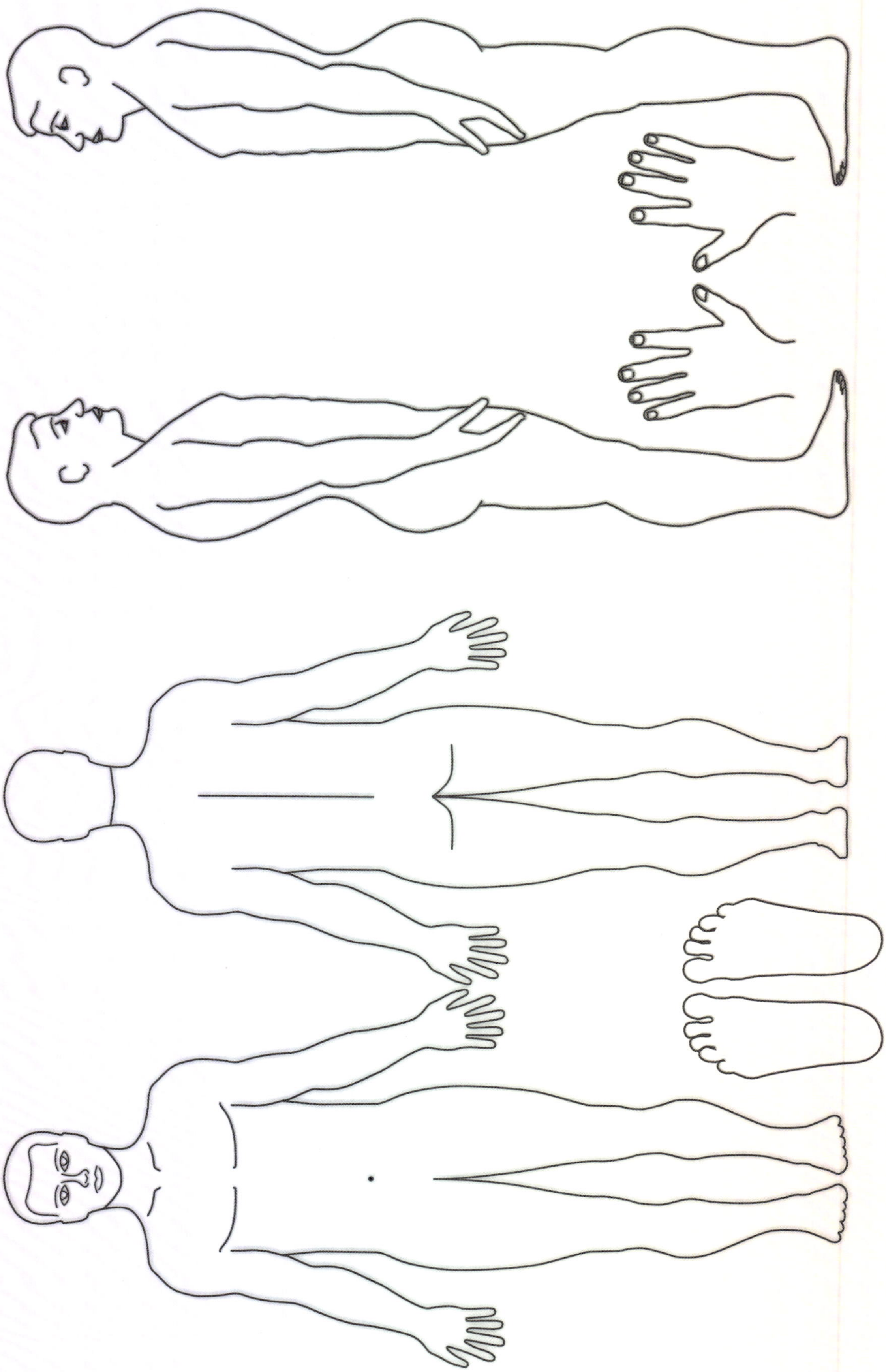

Organsprache

Funktion

Krankheiten, Beschwerden und Unwohlsein sind die meist äußerlich erkennbaren Anzeichen von tiefer gelegenen ursächlichen Ebenen. So sind organische Störungen Signale des Körpers als Hilfe für uns, um gekoppelte (meist emotionale) Blockaden zu erkennen und lösen zu können. Nicht immer jedoch können wir eindeutig erkennen, welches Organ betroffen sein könnte. Dann hilft es, dieses Chart ausgehend von der Beschwerde zu testen, ob ein oder mehrere Organe eine Störung haben bzw. im Ungleichgewicht sind. Wird jedoch nur das Symptom behandelt, verschieben sich die Symptome nach einiger Zeit, und es wird z. B. aus einer Neurodermitis ein Asthma oder aus dem Asthma ein rheumatisches Beschwerdebild. Oft sind es auch mehrere Ursachenebenen, die energetisch zusammenwirken und nacheinander gelöst werden möchten. So kann z. B. eine Getreideallergie auf einer Störung des Dünndarms beruhen, diese wiederum auf einer Sucht nach weizenhaltiger Nahrung und das Verlangen nach Brötchen und Gebäck wiederum auf einem ungelösten emotionalen Konflikt aus der Kindheit.

Anwendungsweise

Setzen Sie eine Intention bzw. denken Sie an das Anliegen, und testen Sie von 1 bis 14, ob ein oder mehrere Organe in Bezug zu dieser Beschwerde energetisch blockiert sind. Wenn „ja", welche Organe. Fragen Sie, mit welchem Organ Sie beginnen sollen. Geeignete Symbole können dann direkt am Körper auf die betreffende Organregion aufgemalt werden. Wenn das nicht geht, stellen Sie sich vor, dass die Information in das Organ hineinfließt „wie Licht". Ganz auffüllen lassen und nachtesten, ob das Organ zu 100 Prozent geflutet ist. Sie können das Chart auch kopieren und die Organbezeichnung als Stellvertreter benutzen und direkt auf den Begriff „Zeichen" aufmalen oder aufkleben. Anschließend gehen Sie eine Ebene tiefer. Testen Sie die zugeordnete Thematik, um eine Erkenntnis zu erhalten, was das in der Tiefe liegende Thema sein könnte. Das Thema kann auf einen Zettel geschrieben werden, dann malen Sie ein Symbol darüber und lassen es ins Herz fließen.

Einsatzgebiete

Da der Körper ein großes Gedächtnis ist, das alle Erfahrungen und Emotionen aus allen Inkarnationen auf der Zellebene, in der DNA und in der Aura gespeichert hat, ist es bei Unwohlsein und Beschwerden eigentlich immer sinnvoll, auch die Organtestung hinzuzuziehen. Auf unserer Seelenreise haben wir bestimmte unverdaute Situationen angesammelt, die mit dem Tod nicht unbedingt erlöst wurden. Das Beste, was Sie dann tun können, ist, immer auch auf der Ebene der Emotionen zu arbeiten (z. B. Zuordnung „Wirbelsäule – Psyche" aus Band 1), den Prozess geschehen bzw. laufen zu lassen und dem Heilungsprozess keine Steine in den Weg zu legen. Er geschieht von selbst.
Fühlen und Annehmen, was in die Eigenverantwortung gehört, ist aus unserer Sicht der erste Schritt zur Genesung.

TIPPS

- Die Organbelastung kann auch durch eine stoffliche Ebene verursacht sein, z. B. durch Medikamente, Impfungen, Vergiftungen wie Quecksilber- oder Amalgambelastung. In diesem Fall macht man herkömmlich zusätzlich eine Ausleitung (Seite 15).
- Die Lichtbahnen/Meridiane können gestaut sein. Hier ein Meridianchart zum Balancieren dazu nehmen (Seite 33).
- Störfrequenzen: Das können nicht nur Frequenzen wie Mobilfunk bzw. Handystrahlung sein, sondern auch natürliche Strahlungen des Universums und der Erde, wie z. B. solche, die bei großen Sonneneruptionen das Erdmagnetfeld eindrücken. Hier das Chart „Entstörsymbole" (Seite 13) zu Hilfe nehmen.
- Chakren/Energiezentren: Die großen Energiezentren, wie z. B. die sieben Hauptchakren oder auch wichtige Nebenchakren wie Hände, Füße oder Gelenke, sind nicht im energetischen Optimum. Klassisch sind hier Chakrenmeditationen gut geeignet, um diese Zentren mithilfe der Vorstellungskraft wieder zum Leuchten und in ihre volle Ausstrahlung zu bringen – und natürlich die Chakrencharts in diesem Praxisbuch.

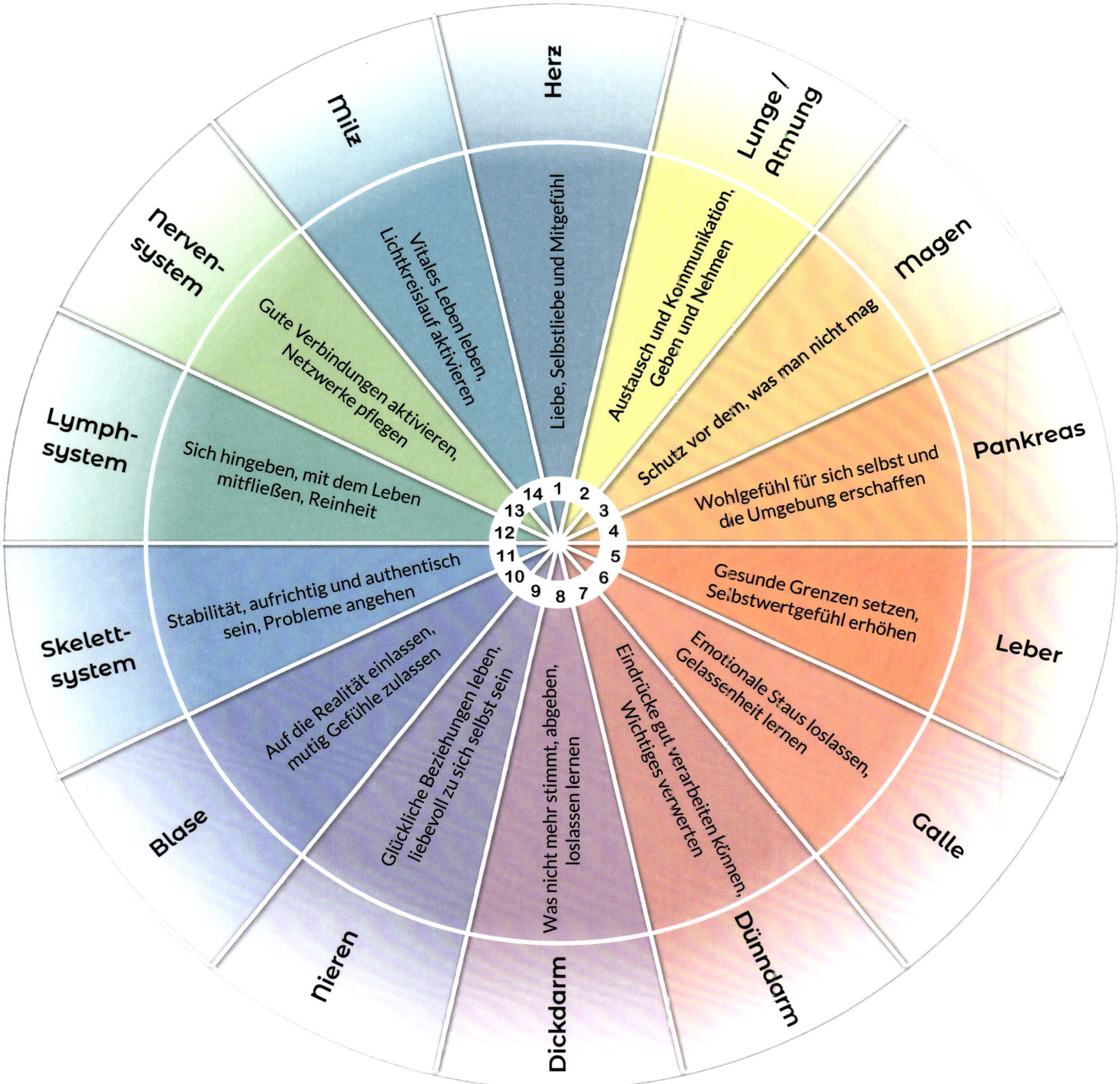
Herz
Liebe, Selbstliebe und Mitgefühl
Lunge / Atmung
Austausch und Kommunikation, Geben und Nehmen
Magen
Schutz vor dem, was man nicht mag
Pankreas
Wohlgefühl für sich selbst und die Umgebung erschaffen
Leber
Gesunde Grenzen setzen, Selbstwertgefühl erhöhen
Galle
Emotionale Staus loslassen, Gelassenheit lernen
Dünndarm
Eindrücke gut verarbeiten können, Wichtiges verwerten
Dickdarm
Was nicht mehr stimmt, abgeben, loslassen lernen
Nieren
Glückliche Beziehungen leben, liebevoll zu sich selbst sein
Blase
Auf die Realität einlassen, mutig Gefühle zulassen
Skelett-system
Stabilität, aufrichtig und authentisch sein, Probleme angehen
Lymph-system
Sich hingeben, mit dem Leben mitfließen, Reinheit
Nerven-system
Gute Verbindungen aktivieren, Netzwerke pflegen
Milz
Vitales Leben leben, Lichtkreislauf aktivieren
1 2 3 4 5 6 7 8 9 10 11 12 13 14

Zahlenschlüssel

Funktion

Zahlen sind – wie Symbole, Worte oder Farben – Energie- und Schwingungsträger und können die Wirkung jeder Heilarbeit verstärken oder auch allein sehr wirksam sein. Sie sind quasi „Urqualitäten", die neben ihrer sachlich-mathematischen Funktion eine Wirklichkeit höherer Ordnung beschreiben. So gelten sie auch als „Offenbarung der Schöpfung", und es liegt in ihnen eine mythologische Bedeutung verborgen. Zahlenfrequenzen sind zudem als wohltuende Klänge verfügbar, z.B. in Form von Stimmgabelfrequenzen (z.B. Solfeggio, siehe unten). Dieser Zahlenschlüssel kann Ihnen die tiefere Bedeutung der ausgewählten Zahlen oder Zahlenkombinationen aufschlüsseln und so ein Gefühl dafür geben, was jetzt vielleicht „ansteht".

Anwendungsweise

Mithilfe der Zahlenübersicht können Sie ganz allgemein oder für ein spezifisches Thema Ihren geeigneten Zahlencode ermitteln. Testen Sie, ob Sie eine Einzelzahl benötigen oder eine bestimmte Zahlenfolge. Testen Sie, wie viele Zahlen Sie brauchen. Schreiben Sie die Zahlen von links nach rechts auf, also z.B.: 1. Position = 2, 2. Position = 5 und 3. Position = 8.
Das wäre dann die persönliche Heilzahl 258. Auf diese Weise können Sie auch Ihren persönlichen Code ermitteln, z.B. als Begleitenergie für Projekte. Den persönlichen, länger wirkenden Code können Sie z.B. als schönes Bild individuell malen und während des Jahres an der Wand hängen lassen. Zahlenfolgen für individuelle (akute) Anliegen, die nicht so lange wirksam bleiben sollen, können Sie für Wasserübertragungen verwenden, eine Zeit lang an einen Ort legen oder z.B. in die Aura speichern – mit dem Denkritual: *„Möge es hier so lange wirksam bleiben, wie es gut und sinnvoll für mich (oder für jemand anderen) ist."*
Sie können sich auch die beste „Eintrittspforte" in Ihren Körper vorstellen und den Zahlencode durch diese Tür wie Licht in den ganzen Körper und in die Aura einfließen lassen.
Anschließend lesen Sie im Zahlenschlüssel die Bedeutungen und schreiben Ihre eigene „Geschichte" daraus, um Erkenntnis darüber zu erlangen, was ansteht.

Einsatzgebiete

Zahlencodes dienen der Frequenzerhöhung im feinstofflichen Feld und damit der Gesunderhaltung und Regeneration auf körperlicher und emotionalseelischer Ebene. Der Erfinder und Elektroingenieur Nikola Tesla bezeichnete speziell die Zahlen 3, 6 und 9 als Schlüssel zum Universum. Diese drei Zahlen bilden die Wurzel der Schwingungen der alten Solfeggio-Frequenzen. Das Universum ist eine wunderschöne Symphonie aus Klängen und Melodien. Verschiedene Lehren, z.B. nach dem Mathematiker Grigori Grabovoi, bieten viele „fertige" Zahlenkombinationen für verschiedene Zwecke an, man kann sich seinen persönlichen besten Code jedoch auch aus Einzelzahlen selbst austesten und in Körper oder Aura einfließen lassen.
(Es gibt von der Firma Phylak Auraspays, die mit diesen Frequenzen arbeiten. Indem man die Nummer des jeweiligen Sprays in der Reihenfolge der hier genannten Solfeggio-Frequenzen anwendet, aktiviert man diese direkt in der Aura.)

TIPPS

- **432-Hertz-Musik**
  Sie ist die natürliche Musik des Körpers, die mit dem Herzchakra mitschwingt und unsere Körperzellen beruhigen und erneuern kann.
- **Solfeggio-Frequenzen**
  Speziell die Solfeggio-Frequenzen sollen tiefgreifende Auswirkungen auf Bewusstsein und Unterbewusstsein haben, die Heilung anregen und Vitalität fördern. Es gibt sie als Stimmgabeln, die man auf Körperpunkte aufsetzen kann.
  396 Hz: Befreiung von Schuldgefühlen und Angst
  417 Hz: Traumatische Erfahrungen aus der Vergangenheit verarbeiten
  528 Hz: Reparatur der menschlichen DNA; stressreduzierende Wirkung auf das Nervensystem
  639 Hz: Beziehungen zu den Menschen verbessern, neue Beziehungen entstehen lassen
  741 Hz: Seinen persönlichen Ausdruck und leichtere Lösungen finden; sich besser öffnen
  852 Hz: Spirituelle Ordnung finden, Zugang zum spirituellen Erleben erleichtern

0 Die 0 ist das Ewige, Grenzenlose, das Nichts, die Leere, aber auch das Vollständige, Vollkommene. Ihr zugeordnetes Symbol, der Kreis, zählt zu den ältesten Zeichen der Menschheit. Er symbolisiert das weibliche Prinzip, das Runde der Erde, die Einheit, Ganzheit und Harmonie. Im Kreis gibt es weder eine bestimmte Richtung noch einen Anfang oder ein Ende. Der Kreis bleibt in seiner Geschlossenheit immer gleich. Auch das Göttliche bleibt immer gleich, ist unveränderlich. Es hat weder Anfang noch Ende und ist in seinem Wirken absolut und ewig. Die Null bedeutet Wandlung und bereitet auf Höheres vor. Sie hilft auf die nächste, auf eine höhere Ebene zu kommen.

1 Die Zahl 1 steht für den Beginn, den Anfang, die Erneuerung, den Ursprung, die Idee, den ersten schöpferischen Impuls, dem die Tat folgt. Sie ist in allen Kulturen dem Geist zugeordnet. Sie ist der Wille zum Leben, gibt Selbstbewusstsein, Selbstvertrauen und „Ich-bin-Bewusstsein". Dadurch kannst du Vorbild für andere sein, Führungsqualitäten ausbauen, zielstrebig, schöpferisch, aktiv, entschlussfreudig, einzigartig und unabhängig sein. Wenn du dich mit deinem göttlichen Selbst wieder vereinst und ihm die Führung übergibst, erlangst du die wahre Meisterschaft.

2 Die Zahl 2 ist das Symbol für die Polarität und Dualität. Das Licht kann nicht ohne den Schatten sein. Sie steht für die Ergänzung, aber auch für das Widersprüchliche, für Zweiheit, Dualität und Polarität, für Himmel und Erde, für männlich und weiblich. Dieses gegenseitige „Gebrauchtwerden" drückt die untrennbare und dynamische Verbundenheit allen Lebens aus. Ohne die 2 gäbe es keine Entwicklung. Du besitzt ein hohes Maß an Sensitivität, Intuition, Traumbewusstsein und die Befähigung zu außersinnlichen Wahrnehmungen wie hellsehen, hellhören, hellfühlen.

3 Die 3 ist die Zahl der Heilung, der Transparenz und der Neugeburt – aus der Polarität entsteht ein Drittes. Sein und Vergehen, Geburt, Leben und Tod, Vergangenheit, Gegenwart und Zukunft. Mit der Zahl 3 stehen dir das göttliche Prinzip und das Geheimnis der Lebenskraft selbst zur Verfügung. Aus männlich und weiblich sollst du aus deren Vereinigung etwas neues Drittes entstehen lassen. Das kann ein leibliches Kind sein oder heißen, dass du jetzt den dritten entscheidenden Schritt tun sollst. Aus der Polarität, deinen Zweifeln führt dich der dritte Schritt zu neuen Ufern.

4 Die Zahl 4 ist eine sehr irdische Zahl, mit ihr entsteht die Materie, der Raum. Nach alter Überzeugung schuf Gott aus dem Nichts als Erstes die vier Elemente: Feuer, Erde, Wasser und Luft. Aus diesen ließ er dann die gesamte Schöpfung erstehen. Zum Beispiel als Kreuz oder Quadrat, die vier Stationen Frühling, Sommer, Herbst und Winter im Jahreskreislauf. Die 4 gibt dir Ordnung, Sicherheit und Orientierung, aber auch Grenzen.

5 Die 5 ist die Zahl des Menschen. Unsere vier Gliedmaßen entsprechen den vier Elementen, der Kopf dem geheimnisvollen fünften Element, dem Geist oder Äther. Mit den fünf Sinnen erfährt der Mensch seine Umwelt. Das Symbol für die 5 ist das Pentagramm. Es symbolisiert, dass du als Mensch mit beiden Beinen auf dem Boden stehen sollst, dein Kopf ragt nach oben und verbindet dich mit dem Himmel. Die Zahl 5 hilft, in die Freiheit der Liebe zu gehen, mit allem, was dazugehört: Sinnlichkeit, erfüllende Sexualität, Körperkontakt und Freude an schönen Dingen.

6 Die 6 ist die Zahl der Vollkommenheit. Die Vollkommenheit der 6 spiegelt sich in der Schöpfungsgeschichte – die Erde entstand in sechs Tagen, und am siebten Tag genoss Gott sein Werk in Ruhe und Stille. Ein Dreieck mit Spitze nach oben steht für das Feuerelement, ein Dreieck nach unten für das Wasser. Dies sind die Kräfte, die innerhalb der vier klassischen Elemente die größten Gegensätze in sich vereinigen können. Mithilfe der 6 kannst du somit die vermeintlich größten Gegensätze – Feuer und Wasser – miteinander verbinden.

7 Die 7 ist eine heilige Zahl – die Zahl der Vollkommenheit und der Einheit. Sie ist die Zahl der Seele, der Mystik, des Glaubens und der Lebensfülle. Der siebte Sinn ist die Eingebung und die Verbindung nach oben. Die 7 bringt dich mit Siebenmeilenstiefeln zum Urvertrauen in dein eigenes Leben zurück, sodass du künftig die Kraft hast, sieben auf einen Streich zu erledigen. Sie steht für Optimismus, Fröhlichkeit, Glück.

8 Die 8 ist die Zahl der Gerechtigkeit, des Ausgleichs und der Erfüllung. Sie ist die Zahl des Ausgleichs und des Wachstums in der Liebe. Die liegende 8, die „Lemniskate", ist das Symbol der Unendlichkeit und Unbegrenztheit. Mit der 8 stehst du auf der Schwelle zu einem Neubeginn auf höherer Ebene. Du bist im Übergang vom Alten ins Neue, Bessere, Höhere. Mit der 8 erwacht dein Bewusstsein und macht dich bereit für die Transformation. Die 8 ist eine karmische Zahl. Hast du gut gesät, dann kannst du jetzt auch Gutes ernten. Genieße es dann auch!

9 Die 9 steht für Transformation und Vollendung auf höherer Ebene. Als letzte einstellige Zahl symbolisiert die 9 den Übergang zu einem erneuerten Bewusstsein. Sie ist die Zahl der Initiation, also des Aufstiegs in einen anderen Bewusstseinszustand. Mit der 9 hast du eine ausgeprägte Intuition, eine bemerkenswerte Spiritualität, mediale Begabungen und hohe ethische Qualitäten. In der 9 findest du sowohl die Selbstliebe, als auch die Liebe zur Menschheit und die bedingungslose Liebe zur ganzen Schöpfung.

Engel

Funktion

Das Engelchart ist etwas ganz Besonderes, und wir sind ganz glücklich, dass sich die Engel als Begleiter für dieses Praxisbuch und als Helfer für die energetische Arbeit gemeldet haben. Jeder Mensch ist mit seinem Schutzengel auf die Welt gekommen, und dieser begleitet uns ein Leben lang. Der bekannteste der Engel ist wohl Erzengel Michael. Raphael, den Engel der Heilung, kennen sicher auch viele Menschen. Aber kaum jemand kennt all die Erzengel, die uns für viele Dinge und Probleme des täglichen Lebens zur Verfügung stehen. Bei den Engeln ist es jedoch so, dass sie nicht ohne unseren ausdrücklichen Wunsch tätig werden. In hektischen und diesen heute so technisierten Zeiten werden sie oft vergessen.
Dieses Chart soll helfen, die wichtigsten Engel näherzubringen, und Sie dazu motivieren, sie um Hilfe zu bitten. Es öffnet auch den Weg zu den magischen Welten.

Anwendungsweise

Wie „arbeitet" man mit Engeln? Hierzu gibt es viele Bücher, wir möchten aber keine Vorschrift daraus machen. Wir bitten um Engel, die uns helfen mögen, und gehen in die Stille. Sie erscheinen uns in farbigen geistigen Gestalten vor unserem inneren Auge. Oder Sie haben ein Anliegen, und testen dann mit dem Chart, welcher Engel Sie hierbei begleiten möchte. Interessant ist dann zu schauen, welcher Themen sich die verschiedenen Engel annehmen. Taucht z.B. die Farbe Grün auf, wissen wir, dass es sich um Raphael handelt und um Heilung geht. Erscheint der rote Engel, ist es Uriel, und das Thema ist Kraft, Motivation und Ähnliches. Ist es Michael, brauchen wir Schutz und Hilfe. Schön und wohltuend ist es, die zugeordneten Farbstrahlen in den Körper fließen zu lassen.
Wichtig ist, dass wir den Engeln alle Freiheiten lassen, denn Kontrolle und sein Ego durchsetzen zu wollen ist hier völlig kontraproduktiv. Die Engelhilfe kommt oft in völlig überraschender Form. Die Essenz bzw. der Startimpuls, diese Energie zu nutzen, ist die Bitte, die Hingabe, das Gebet, die Meditation, die Kontemplation.

Einsatzgebiete

Immer wenn der Verstand nicht weiterkommt, wir vermeintlich keinen (therapeutischen) Erfolg mit den besten Methoden haben oder ratlos und hilflos sind. In solchen Fällen haben sich die Menschen schon immer an Gott, Jesus, Mutter Maria oder die Engel gewandt, und sie bringen uns tatsächlich oft Lösungen, an die wir im Leben nie gedacht hätten. Viele Menschen genießen aber auch, ohne in Notsituationen zu sein, die Hilfen der kosmischen Helfer. Es darf leicht sein, und die Hilfen des Universums stehen uns in allen Angelegenheiten zur Verfügung.

TIPPS

- Eine hilfreiche **generelle Schutzmaßnahme** ist das gedankliche Zeichnen des balkengleichen Kreuzes im Raum. Dann beginnt man im Osten mit dieser Formel:

  Michael im Osten,
  Raphael im Süden,
  Gabriel im Westen,
  Uriel im Norden.
  Bitte reinigt mein Feld. Bitte heilt mich,
  und bitte beschützt mich.

Wiederholen Sie dies dreimal, und machen Sie die Worte/Gedanken zum abendlichen Ritual am Schlafplatz.

- **Bei kreisenden Gedanken und Sorgen**
  Stellen Sie sich vor Ihrem geistigen Auge eine Tafelrunde vor. Bitten Sie einen oder mehrere Engel, an diesem Tisch bei Ihnen Platz zu nehmen. Erzählen Sie ihnen von Sorgen und Gedanken, halten Sie inne, und lauschen Sie, was sie Ihnen zu sagen haben. Fühlen Sie ihre Anwesenheit, und lassen Sie sich von ihnen umarmen. Fühlen Sie ihr himmlisches Licht und ihren Trost, und bedanken Sie sich für ihre Hilfe.
- Bitten Sie Erzengel Michael, alle ungünstigen energetischen Bindungen zu Menschen und materiellen Dingen abzutrennen, die keinen Zweck mehr erfüllen, nur unnötig Energie binden und davon abhalten, das zu sein, was Ihre Seele sich vorgenommen hatte. Bitten Sie ihn, sein Lichtschwert vor dem Körper, hinten, auf der rechten und linken Seite sowie über und unter Ihnen zu schwingen. Sie sind frei!

Die 15 Erzengel

RAPHAEL
Göttlicher Heiler

Heilung, Schutz auf Reisen, Hüter des smaragdgrünen Strahls

ZADKIEL

Göttliche Gerechtigkeit, Mitgefühl, Güte, Fülle, Wohlstand, Vergebung, Toleranz, Freiheit, Hüter des violetten Lichts

URIEL
Feuer Gottes

Kraft, Motivation, Kreativität, Tatendrang, Schicksalsschläge, Hüter des roten Strahls

MICHAEL
Er, der ist wie Gott

Beschützer, Helfer in allen Situationen Bekämpft unsere Ängste, Hüter des blauen Strahls

CHAMUEL
Er, der Gott sieht

Ausgewogenheit, Liebe, Leidenschaft, Schützt und bewacht vor niederen Energien, Hüter des rosa Strahls

JOPHIEL
Schönheit Gottes

Engel der Freude, Kunst, Schönheit, hilft, positiv zu sehen, Dankbarkeit und Freude, Hüter des goldenen Strahls

RAGUEL
Freund Gottes

Engel der Fairness, Ordnung, Gerechtigkeit, Harmonie, Vermittler in Streitfällen, Ruhe, Frieden

METATRON
Statthalter des Himmels

Engel der Wahrheit, der Liebe, des Willens, Vermittler zw. Himmel und Erde, Hüter des weißgoldenen Strahls

GABRIEL
Die Macht Gottes

Engel der Geburt, Offenbarung, Hoffnung, Auferstehung, Ideen, Weisheit, fördert Talente, öffnet Türen, Inspiration, Motivation

ARIEL
Der Held Gottes

Schutzengel der Unschuld, Reinheit, Hüter von Visionen & Träumen, Weissagung, in Not und schweren Prüfungen

AZRAEL
Der, dem Gott hilft

Helfer in der Trauer, spendet Beistand und Kraft, begleitet Seelen hinüber

JEREMIEL
Gnade Gottes

Engel der göttlichen Visionen, des Karmas, der Verständigung, begleitet verstorbene Seelen in den Himmel

SANDALPHON
Bruder (von Metatron)

Engel der Musik, des Gebetes, er übermittelt Gebete zu Gott und die Antworten

HANIEL
Die Gnade Gottes

Der Engel des Mondes und des Fortschritts, Schönheit, Gelassenheit, Anmut, Harmonie, innere Ruhe

RAZIEL
Engel der Magie

Hilft, unser Wissen anzureichern und zu konzentrieren, auf höheres Selbst einzustimmen

Literaturverzeichnis

Dahlke, Ruediger / Fasel, Rita
Die Spuren der Seele – Was Hand, Fuß und Augen über uns verraten
Gräfe und Unzer
ISBN 978-3-833855-22-1

Eckert, Achim
Das heilende Tao
Die Lehre der fünf Elemente
Müller & Steinicke Verlag
ISBN 978-3-87569-202-0

Emoto, Masaru
Die Botschaft des Wassers
Koha Verlag
ISBN 978-3-86728-123-2

Hay, Louise L.
Heile deinen Körper
Lüchow Verlag
ISBN 978-3-7831-9010-6

Hempen, Carl-Hermann
dtv-Atlas Akupunktur
dtv Verlag
ISBN 978-3-423-03232-2

Stark, Roswitha
Familienstellen mit Symbolen
Optimale systemische Lösungen auf dem Papier entwickeln. Mit hilfreichen Checklisten und harmonisierenden Affirmationen
Mankau Verlag
ISBN 978-3-86374-471-7

Stark, Roswitha
Familienstellen mit Symbolen. Das Kartenset
Optimale Lösungen auf dem Papier entwickeln
Mankau Verlag
ISBN 978-3-86374-528-8

Stark, Roswitha
Medizin zum Aufmalen. Das Basisbuch Neue Homöopathie
Heilen mit Zeichen und Symbolen. Mit zahlreichen neuen Tipps und Fallbeispielen aus 20 Jahren Praxis
Mankau Verlag
ISBN 978-3-86374-691-9

Neumayer, Petra / Stark, Roswitha
Medizin zum Aufmalen. Das Kartenset
64 Symbolkarten
Mankau Verlag
ISBN 978-3-938396-59-9

Martel, Jacques
Mein Körper – Barometer der Seele: Das psychosomatische Lexikon, das schon beim Lesen hilft
VAK
ISBN 978-3-867310-97-0

Raum & Zeit, Special 3
Die Sprache der Natur verstehen lernen
Das Lebenswerk Erich Körblers und seine Weiterentwicklung
Ehlers Verlag
ISBN 978-3-934196-87-2

Walter, Claus
Fremdenergien: Wie Sie negative energetische Einflüsse erkennen und wirksam auflösen
Mankau Verlag
ISBN 978-3-863745-05-9

Webseiten

www.roswithastark.de
Seminare, Onlinekurse und Coaching für Informationsmedizin von Roswitha Stark

www.ypsilon-shop.de
Onlineshop von Christina Baumann mit Schautafeln, Tensoren u.v.m. für die Arbeit mit der Neuen Homöopathie

www.christina-baumann.net
Trainerin und Beraterin für energetische Heilmethoden und Human Design

www.heilen-mit-symbolen.info
Blog rund um die Heilarbeit mit Symbolen

www.facebook.com/groups/2390544614512311
Facebook-Gruppe „Neue Homöopathie Praxis“

www.mankau-verlag.de/forum
Soziale Netzwerke des Mankau Verlags

Impressum

Bibliografische Information der Deutschen Nationalbibliothek
Die Deutsche Nationalbibliothek verzeichnet diese Publikation in der Deutschen Nationalbibliografie; detaillierte bibliografische Daten sind im Internet über http://dnb.d-nb.de abrufbar.

Christina Baumann & Roswitha Stark
Praxisbuch Neue Homöopathie. Band 2
20 neue Testlisten für den Einsatz in der Pendel-, Tensor- oder Kinesiologie-Praxis

ISBN 978-3-86374-721-3
2. Auflage 2026 (1. Auflage 2024)

Mankau Verlag GmbH
Pfarrgasse 1
D-82497 Unterammergau
kontakt@mankau-verlag.de
www.mankau-verlag.de

Lektorat: Redaktionsbüro Julia Feldbaum, Augsburg
Endkorrektorat: Susanne Langer-Joffroy M. A., Germering

Gestaltung: Mankau Verlag GmbH
Schaubilder: Mankau Verlag (7, 9, 11, 27, 29, 31, 33); Christina Baumann (5, 13, 15, 17, 19, 21, 23, 25, 35, 37, 39, 41, 43, 45)
Druck: Westermann Druck Zwickau GmbH, Zwickau/Sachsen

Bücher, die den Horizont erweitern

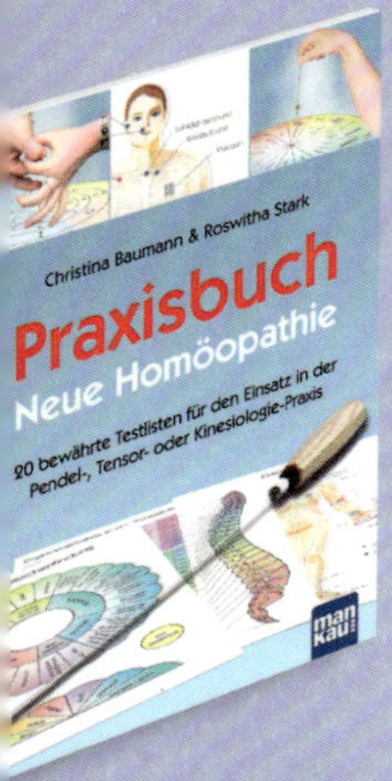

Christina Baumann & Roswitha Stark

Praxisbuch Neue Homöopathie

20 bewährte Testlisten für den Einsatz in der Pendel-, Tensor- oder Kinesiologie-Praxis

34,95 € (D) | 36,– € (A)
ISBN 978-3-86374-106-8

Mit dem Praxisbuch erhalten alle Anwender der Neuen Homöopathie ein wertvolles und nützliches „Werkzeug" für die Selbstbehandlung und die therapeutische Praxis, aber auch Therapeuten und Berater.

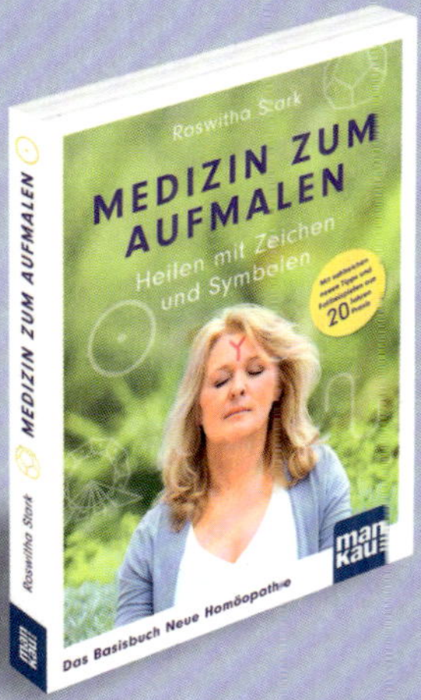

Roswitha Stark

Medizin zum Aufmalen. Das Basisbuch Neue Homöopathie

Heilen mit Zeichen und Symbolen. Mit zahlreichen neuen Tipps und Fallbeispielen aus 20 Jahren Praxis

25,– € (D) | 25,80 € (A)
ISBN 978-3-86374-691-9

Ein wertvoller Begleiter für Therapeuten und Laien der Strichcode-Methode Erich Körblers – Quelle der Inspiration und Nachschlagewerk zugleich. Das Buch bietet zudem einen umfassenden Einblick in die erweiterte Informationsmedizin mithilfe von Symbolen.

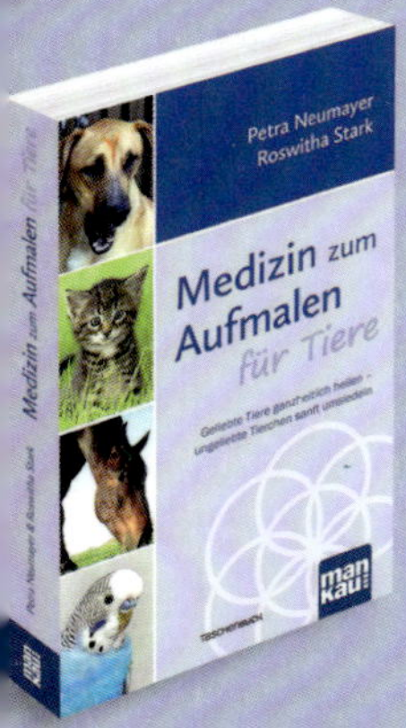

Petra Neumayer & Roswitha Stark

Medizin zum Aufmalen für Tiere

Geliebte Tiere ganzheitlich heilen – ungeliebte Tierchen sanft umsiedeln

10,90 € (D) | 11,30 € (A)
ISBN 978-3-86374-409-0

„Die Autorinnen liefern einen umfassenden Einblick in das Feld der energetischen Heilung beim Tier und geben hilfreiche Tipps (...)."

Paracelsus

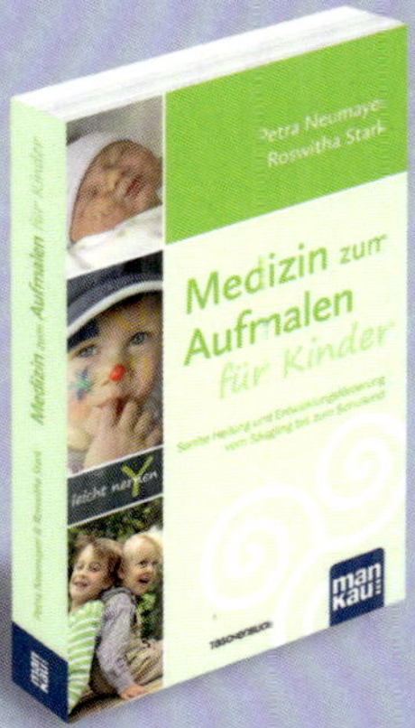

Petra Neumayer & Roswitha Stark

Medizin zum Aufmalen für Kinder

Sanfte Heilung und Entwicklungsförderung vom Säugling bis zum Schulkind

10,90 € (D) | 11,30 € (A)
ISBN 978-3-86374-412-0

Bei Kindern ist die Neue Homöopathie eine wundervolle Alternative in der Behandlung. Eine sanfte, einfache und schnelle Hilfe von der Geburt bis zur Pubertät.

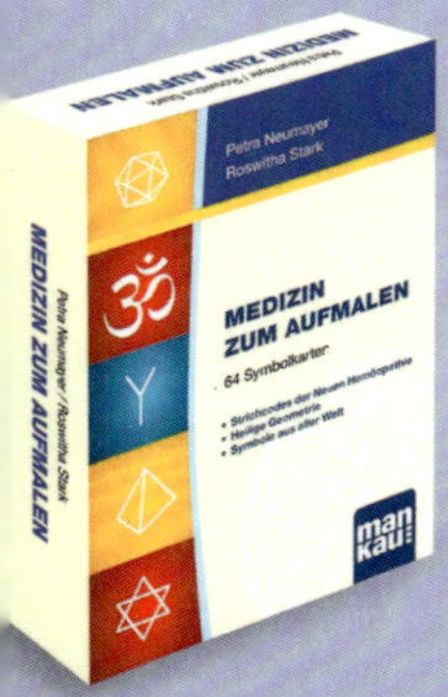

Petra Neumayer & Roswitha Stark

Medizin zum Aufmalen (Kartenset)

64 Symbolkarten: Strichcodes der Neuen Homöopathie, Heilige Geometrie, Symbole aus aller Welt

17,90 € (D) | 18,40 € (A)
ISBN 978-3-938396-59-9

„Die Behandlungsmethode ist einfach, schmerzfrei und ohne Nebenwirkungen (...)."

Frau von heute

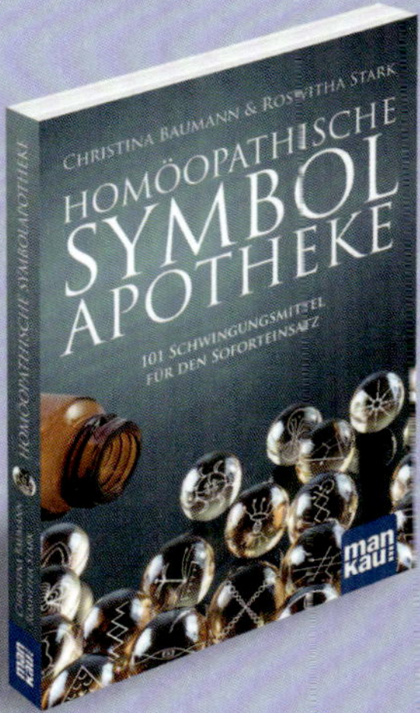

Christina Baumann & Roswitha Stark

Homöopathische Symbolapotheke

101 Schwingungsmittel für den Soforteinsatz. Mit beiliegendem A2-Plakat

19,90 € (D) | 20,50 € (A)
ISBN 978-3-86374-400-7

Homöopathika in Symbolform codiert: Der bewährte Ratgeber bietet kraftvolle Symbole für 70 bekannte homöopathische Mittel (Arnika, Belladonna, Lachesis etc.) sowie für 31 neue Mittel wie z. B. Algen, Enzyme, Aminosäuren, negative Ionen oder Sonnenlicht. Gehen Sie in Resonanz mit dem ganzen Spektrum des Heilmittels und mit der „Essenz" der Ursubstanz!

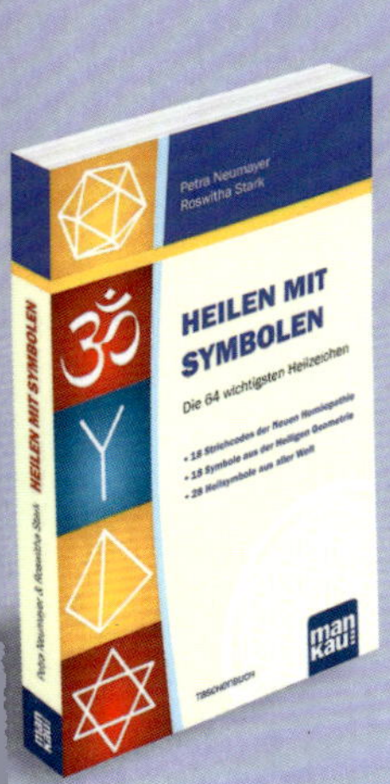

Petra Neumayer & Roswitha Stark

Heilen mit Symbolen

Die 64 wichtigsten Heilzeichen

9,95 € (D) | 10,20 € (A)
ISBN 978-3-86374-336-9

Symbole zeigen Wirkung – gerade auch im spirituellen und heilerischen Bereich. Auch wenn der Verstand alleine sie manchmal nicht deuten kann, so vermitteln sie doch eine Botschaft an unser höheres Bewusstsein und leiten unseren Weg zu Gesundheit und Harmonie.

Unsere Bücher erhalten Sie bei Ihrem Buchhändler!

Besuchen Sie auch unsere Internetseite mit Bestellmöglichkeit, sozialen Netzwerken, Videos, Leseproben und Newsletter: www.mankau-verlag.de

Das ganzheitliche Heilen mittels Informationsübertragung erlebte in den letzten zwei Jahrzehnten einen grandiosen Aufschwung. Die dabei zum Einsatz kommenden Strichcodes und Symbole aktivieren schnell die Selbstheilungskräfte und können Körper, Geist und Seele auf energetischer Ebene sanft und effektiv heilen.

Bereits mit dem ersten Band des *Praxisbuchs Neue Homöopathie* erhielten nicht nur Anwender der Neuen Homöopathie ein wertvolles und nützliches „Werkzeug" für die Selbstbehandlung und die therapeutische Praxis, sondern auch alle Therapeuten und Berater, die mit Pendel oder kinesiologischen Testsystemen oder auch einfach nur intuitiv arbeiten. Band 2 bietet nun in kompakter und übersichtlicher Form 20 weitere wichtige und essenzielle Testlisten, mit prägnanten und verständlichen Anleitungen.

Von Stoffwechseloptimierung über Drüsen der sieben Chakren, Arbeitschart Resilienz bis hin zur Optimierung der energetischen Ströme des Menschen – Band 2 bietet vielfältige Anwendungsmöglichkeiten und bildet so eine hochwertige Basis für die Heilarbeit mit Zeichen und Symbolen wie auch für die Energiearbeit überhaupt.

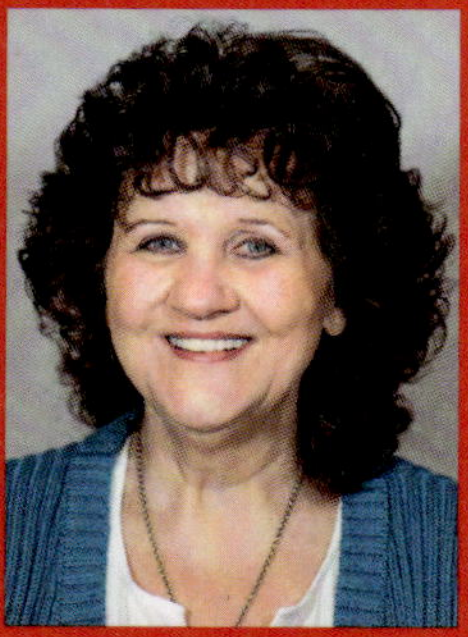

Christina Baumann (geb. 1959) arbeitet seit mehr als zwei Jahrzehnten als Coach und Trainerin für Persönlichkeitsentwicklung und ganzheitlich-energetische Heilmethoden. Sie leitet das Netzwerk www.ypsilon-portal.de für Therapeuten und Berater der Neuen Homöopathie in Berlin. Christina Baumann ist Herausgeberin von Arbeits- und Lehrmaterialien sowie Autorin von Fachbeiträgen für energetisches Arbeiten und Informationsmedizin.

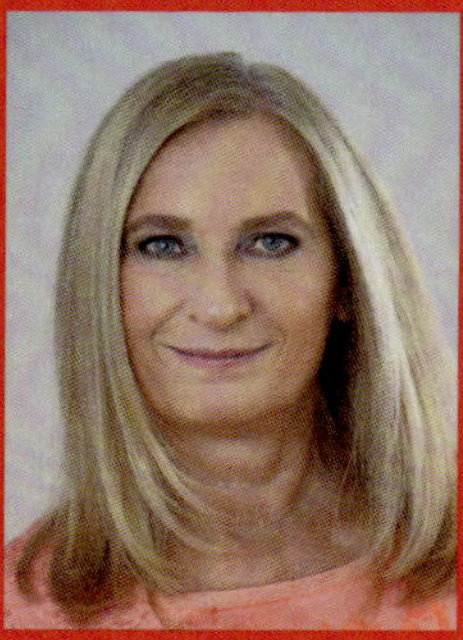

Roswitha Stark (geb. 1959), Diplom-Germanistin und Homöopathin, zählt zu den erfolgreichsten Autorinnen im Bereich der Schwingungs- und Informationsmedizin. Sie ist seit über 20 Jahren als Heilpraktikerin, Coach und Expertin für energetisches Heilen tätig. Ihr Wissen bietet sie als Dozentin in Kursen zur Schwingungsmedizin an und veröffentlicht zahlreiche Bücher zu diesem Thema.

Bücher, die den Horizont erweitern:
www.mankau-verlag.de

mankau

9 783863 747213

39,95 € (D) / 41,10 € (A)
ISBN 978-3-86374-721-3